7day Diet Practical Diary

나를 다독이는 자동제어장치 워크북

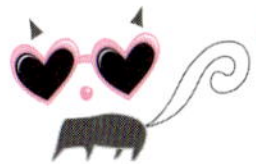

stick to it!

1 **바꾸자~!** 당부하지수(GL)가 높은 주식을 낮은 주식으로~~~!
흰 쌀밥을 현미밥으로~ 흰 밀가루빵을 호밀과 잡곡빵으로~ 흰 밀가루 면을 듀럼밀과 통밀 면으로~

2 **버리자~!** 혈당 조절을 못하게 해서 감정기복 심한 사람으로 만드는 설탕을~~~!
모든 설탕과 설탕 주스, 설탕 과자, 설탕음료는 내 몸의 수분과 칼슘을 빼앗아 간다.
혈당 떨어지면 더 많이 먹게돼요~~~~!

3 **줄이자~!** 밥을 더 많이 먹게 만드는 소금은 하루 1작은술만 음식에 넣어서 먹자~~~!
소금을 아예 안 먹으면 내 몸의 균형 시스템은 되려 오작동해요~~~~!

4 **풀자~!** 칼로리에 대한 오해를~ 내가 먹는 음식의 칼로리 숫자에 연연해 하지 말고
어떤 조리법과 식재료로 만들었는지 따져보면 높은 칼로리의 원인을 알 수 있다~~~!
단백질, 필수지방도 칼로리는 높다는 사실~! 칼로리에 너무 연연해 하면 스트레스만 받아요~~~!

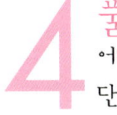

5 찾자~! 진짜 나를 살 찌게 만드는 주범을~~~!
스트레스? 음식 과민증? 높은 당부하지수의 음식?
뭘까? 원인을 알아야 해결을 하지. 꼭 찾자~~~!

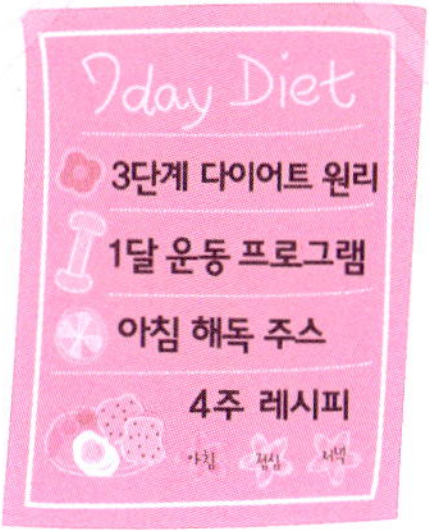

6 빼자~! 매일 내 몸에 쌓이는 독소와 노폐물을~~~!
내 몸에 쌓인 모든 독소, 노폐물, 과잉 수분(부종), 체지방은 머리부터 발끝까지 흐름을 방해한다.
순환이 제대로 되지 않으면 결국 살이 잘 찌고 쉽게 빠지지 않는다~~~~!

7 먹자~! 내 몸이 꼭 필요로 하는 영양소로 새로운 에너지를 보충하자~~~!
한 끼 먹는 음식의 영양 균형을 유지하는 비결은 뭘까?
당부하지수가 높지 않은 탄수화물과 녹말 채소 1(25%) : 단백질과 필수지방 식재료 1(25%) :
비타민과 미네랄이 풍부한 신선한 과일과 채소 2(50%)를 먹자~~~~!

나를 위한 자동제어장치를 만들어 ···› 1달간, 이것만은 꼭 지키자~!

1

2

3

4

5

6

7

8

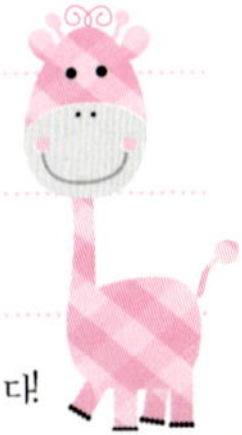

내일을 위한 오늘의 자동제어장치는 스르르~~~ 나도 모르게 일상의 습관이 될 것이다!

My Diet Promise!

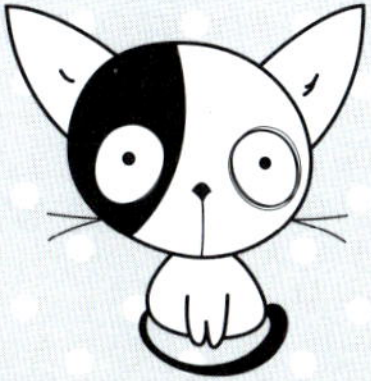

7일 다이어트 미리 읽기

7일 다이어트 1달 프로그램을 보다 효과적으로 활용하기 위해 다음의 내용을 미리 읽고 시작하세요.

다양한 7일 다이어트 레시피 중 내게 맞는 것으로 골라서 실천하라~!

7일 다이어트에서 중요한 것은 소화와 흡수입니다. 원활한 소화와 흡수를 위해서는 다양한 식재료로 식단을 구성하는 것이 가장 이상적입니다. 그래야만 내 몸이 어떤 음식에도 적응할 수 있기 때문입니다. 따라서 7일 다이어트의 식단은 매끼마다 새로운 레시피를 소개했습니다. 경우의 수를 좀 더 많이 보여주고 싶어서입니다. 제시된 식단을 그대로 따라 해도 되지만, 필요에 따라 레시피를 선택하고 같은 레시피를 반복하거나 어떤 레시피는 빼도 됩니다. 자신이 꼭 실천할 수 있는 레시피를 고르는 것이 정답이겠죠? 자신에게 맞는 적절한 식단을 구성해서 실천하면 활용도를 높일 수 있어요. 단, 단계별로 실천해야 할 내용은 준수해야 각 단계를 성공적으로 완료할 수 있습니다.

내게 맞는 식재료를 찾아라~!

7일 다이어트에서 중요한 것은 음식 과민증을 주의하는 것입니다. 음식 과민증은 소화 및 흡수와 아주 밀접한 연관성이 있는 데다 살이 찌는 주요 원인 중 하나입니다. 자세한 내용은 파트 1 〈건강한 다이어트를 위한 꼭 알아야 할 7가지〉에서 확인하세요~! 따라서 7일 다이어트 레시피는 되도록 음식 과민증을 일으키지 않는 대표 식재료로 만들었지만, 그래도 자신과 맞지 않는 식재료가 있다면 과감하게 다른 재료로 대체하세요. 단, 비슷한 영양성분으로 대체 재료를 선정하는 것이 바람직합니다.

타이밍을 실천하라~!

7일 다이어트는 단식을 권장하지 않습니다. 그러나 배가 부르거나, 배고픔을 느끼지 않는데 음식을 먹을 필요는 없습니다. 단식을 하든 절식을 하든 음식을 먹어야 하는 타이밍, 즉 규칙적인 식사와 음식을 꼭꼭 씹어먹는 시간(1회 30번 이상), 식사하는 시간(30분)을 실천하는 것이 더 중요합니다. 만일 단식을 꼭 병행하고 싶다면 저단백 해독 식단을 실천하는 1단계에서 만큼은 단식을 하지 않도록 합니다.

칼로리에 숨겨진 정확한 의미를 파악하라~!

2단계부터는 조금씩 칼로리가 높아지는 레시피에 도전해야 합니다. 또한 3단계의 식단에서는 단백질 중심의 레시피에 적응해야 합니다. '다이어트 중인데, 칼로리가 높은 음식을 먹어도 될까?' 라며 점점 칼로리가 높아지는 식단에 놀랄 수도 있을 테지만, 그렇게 걱정할 필요는 없습니다. 《7일 다이어트》를 읽은 사람이라면 칼로리에 크게 좌우되지는 않을 것입니다. 칼로리에 대한 잘못된 인식을 버릴 수 있기 때문입니다.

칼로리는 언제나 먹는 음식의 양이 좌우합니다. 칼로리가 높다고 해서 그 음식에 나쁜 지방만 들어 있는 것은 아닙니다. 또한 음식을 만드는 조리법 때문에 칼로리가 높아지기도 하고 좋은 지방이 트랜스 지방으로 변형되기도 합니다. 고단백질의 식재료를 요리할 때도 마찬가지입니다. 보다 자세한 내용이 알고 싶다면 파트 1 〈건강한 다이어트를 위한 꼭 알아야 할 7가지〉에서 확인하도록 합니다. 7일 다이어트에서 제시한 〈4저(低) 조리법〉을 실천하고, 지금까지 잘못 알고 있었던 탄수화물과 지방에 대한 정보를 제대로 알게 되면 칼로리에 연연하지 않게 됩니다.

요요를 방지하는 1:1:2 균형의 레시피를 일상에 적용하라~!

7일 다이어트는 다이어트의 완성과 유지를 위해 요요를 방지하는 일상식을 제시합니다. 1:1:2 영양 균형 식단은 일상식으로 돌아갔을 때 자칫 흐트러질 수 있는 식습관을 교정해 줄 뿐 아니라, 매끼 식단에 적용하면 요요를 예방할 수 있습니다. 파트 3에서 제시한 〈균형의 레시피〉에서는 아침, 점심, 저녁에 먹으면 좋은 가장 이상적인 식재료 한 가지씩을 선정했습니다. 그런 다음 그 식재료를 중심으로 영양의 균형을 맞춘 다양한 레시피를 소개했습니다. 7일 다이어트의 단계별 레시피와 마찬가지로 〈균형의 레시피〉도 좋은 샘플로 여기고 자신에게 맞는 레시피를 선택해서 실천하면 됩니다.

❶ 달걀 중심의 1:1:2 아침 레시피 ← 당부하지수가 낮고 양껏 먹어도 되는 식재료를 선택하자.

❷ 닭가슴살 중심의 1:1:2 ← 에너지대사를 위한 단백질 보충 식재료를 선택하자.

❸ 브로콜리 중심의 1:1:2 ← 신진대사를 높이는 식재료를 선택하자.

★ 시판용 체중 조절식을 7일 다이어트 식단과 혼용하고 싶다면 하루 중 한 끼만 대체하자.

월화수 운동과 화목토 운동 프로그램을 활용하라~!

7일 다이어트에서는 기초대사량을 늘리는 해독 프로그램의 일상 수칙을 제시했습니다. 또 활동대사량을 늘리는 순환 프로그램의 일상 수칙을 제시했습니다. 이 2개의 프로그램은 결국 살이 빠지는 몸을 만들기 위한 기초 다지기입니다. 3단계부터는 지금까지 고수한 잘못된 식습관을 교정하고 부족한 영양을 제대로 보충할 수 있도록 유도합니다. 이와 병행하여 근육량을 키우고 완전한 대사작용을 위한 운동 프로그램을 준비했습니다. 파트 3에서 제시한 운동 프로그램은 레시피와 마찬가지로 올바른 에너지대사를 위해 자신에게 적합한 운동을 찾을 수 있도록 도와줍니다.

타임캡슐로 7일씩 나의 일상을 점검하라~!

7일 다이어트에는 단계별로 끝이 날때 엔딩 프로그램이 있습니다. 그것은 바로 〈타임캡슐〉입니다. 내 몸의 건강한 변화를 위해 각각의 프로그램을 일상에서 얼마나 활용했는지 7일 단위로 점검할 수 있는 장치입니다.

7일 다이어트 3단계 프로그램

7일 다이어트는 3단계로 이루어진 다이어트 프로그램입니다.
목표로 세운 체중 감량에 따라 반복하는 사이클을 정하면 됩니다.
1단계는 1~3회, 2단계는 1~2회, 3단계는 1회만 반복하면 됩니다.
마지막으로 요요를 방지하기 위한 식단 프로그램은 7일간 적용합니다.

1단계 ··· 비움의 단계

내 몸 곳곳에 쌓인 독소를 배출하는 단계다. 이것은 2단계를 가속화하는 선행 방법으로 신체 본래의 기능을 정상화시키는 시작이다.

1단계 반복 사이클 1~3회

2단계 ··· 흐름의 단계

기초대사량과 활동대사량을 최대로 높여 신진대사를 강화하는 단계다. 2단계는 내 몸의 순환을 도와 요요현상을 방지하는 선행 단계이기도 하다.

2단계 반복 사이클 1~2회

3단계 ··· 보충의 단계

일상에서의 꾸준함을 위해 식사법에 중점을 둔 단계다. 내 몸이 필요로 하는 영양소로 새로운 에너지를 보충함으로써 운동이 노동이 되지 않도록 도와주는 핵심 단계다.

3단계는 반복 사이클 없이 1회

요요 방지 7일 프로그램 ··· 완성과 유지!

지금까지 단계별로 실천하면서 살이 잘 빠지는 몸을 만들고 건강지수도 최대한 끌어올렸다. 여기서는 일상으로 돌아가기 전 내 몸의 균형이 망가지지 않고 적응하도록 도와준다.

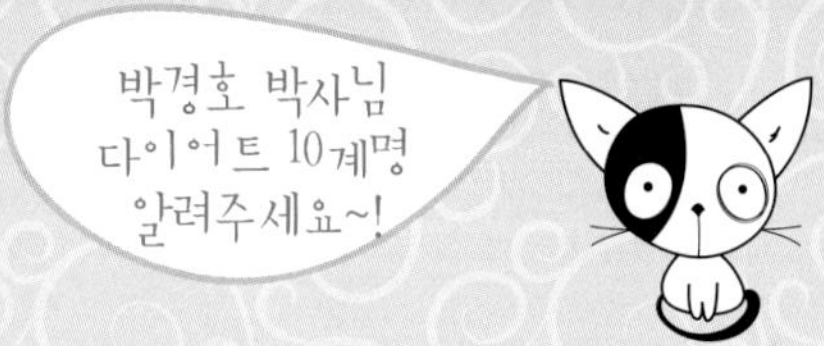

[1계명] 아침에 얼음 먹기

얼음은 육각수 구조로 체내에 흡수될 수 있는 가장 좋은 상태이다.
신진대사를 돕고 노폐물을 배출하는 가장 기본적인 방법이다.

[2계명] 식후 100보 걷기

영양소의 흡수를 도와 최대한 에너지를 활용할 수 있도록
식사 후 절대 바로 앉지 않는 것을 실천하기 위한 최소한의 방법이다.

[3계명] 허리띠 풀지 않기

항상 자신의 몸을 인식하는 가장 좋은 방법이다.

[4계명] 음식 1회 30번 씹기와 식사 시간 30분 지키기

언제, 무엇을, 어떻게 먹든 반드시 횟수와 시간을 지킨다. 먹는 것에 대한 충족감을 느낄 수 있는 가장 손쉬운 방법이다.

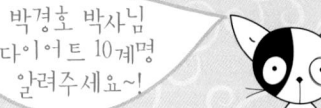

[5계명] 운동 전 우엉차 한 잔 마시기

몸의 대사를 도와 운동할 때 에너지 소비가 더욱 잘 되도록 하는 가장 쉬운 방법이다.

[6계명] 등 곧게 펴고 앉기

바로 앉는 것만으로도 에너지 소비를 촉진할 수 있다.

[7계명] 짜거나 달게 먹지 않기

짠 음식과 단 음식은 건강과 다이어트 최대의 적이다.

[8계명] 30초간 크게 웃기

웃음은 긍정의 힘이다. 긍정은 모든 것을 가능하게 한다.

[9계명] 30번 머리 빗기

머리 부위에는 수많은 경혈과 경락이 존재한다.
몸의 순환을 돕는 쉽고 효과가 좋은 방법이다.

[10계명] 30번 앉았다 일어나기

근육을 만드는 것은 건강과 다이어트에 있어 매우 중요하다.
근육을 만드는 최소한의 동기부여 방법이다.

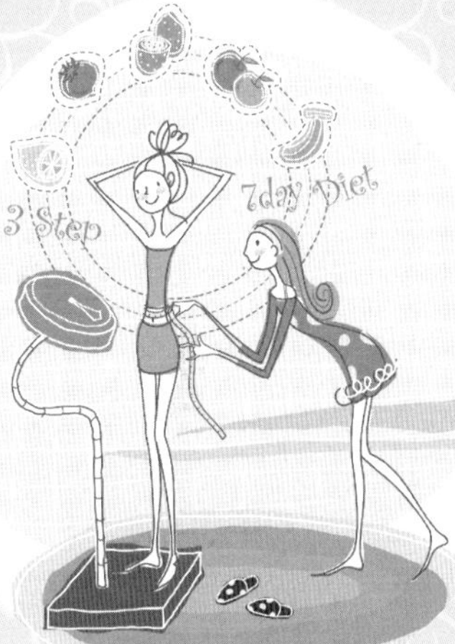

Level

삐뽀삐뽀! 식탁의 위험 수위

Level	
0	음식에 대한 탐욕이 전혀 없다. 생활하는 데 문제가 없을 정도로 필요한 만큼만 먹기 때문에 식습관은 완벽하다. 규칙적인 식사와 음식을 30번 씹어 삼키는 것도 매우 잘 지킨다. 뷔페식을 즐겨도 좋다.
1	약간 부족하다고 생각하지만 대체적으로 음식을 꼭꼭 씹는 습관 때문에 적절한 포만감을 느끼며 의지로 수저를 놓을 수 있다. 규칙적인 식사가 가능해 제대로 된 식습관을 만들 수 있다. 필요한 양만 먹기 때문에 모두 에너지로 소모된다.
2	한 그릇을 다 비웠으나 한 숟가락만 더 먹겠다며 곧바로 실행에 옮기는 단계다. 음식을 10회 미만으로 씹으며 씹는 식감을 즐기지 못한다. 햄버거, 피자, 빵을 조심하라~!
3	늘 식사를 마치고 나면 후식을 먹는 습관이 있기 때문에 밥 먹으면서도 조금 후면 달달한 후식으로 무엇을 먹어야 할지를 미리 생각한다. 불규칙적으로 식사를 하며, 달달한 간식도 물론 자주 먹는다.
4	평소 매우 좋아하는 음식 앞에서 스르르 잘 무너지고, 한 번 맛본 후 맛있다고 느낀 음식은 본격적으로 팔을 걷고 계속해서 먹는다. 과식, 폭식, 편식을 주의하라~!
5	레벨 5~7은 모두 하루 중 무엇을 먹을지 온종일 생각하는 편이다. 이미 포만감의 한계를 망각하고 있으며, 음식 그 자체에 기쁨을 느낀다. 음식을 만든 조리법과 영양소를 따지지도 않으며 오로지 먹는 낙으로 산다.
6	배가 부른데도 지금까지 얼마나 먹었는지 잘 모르고, 자동반사적으로 계속 먹는다. 음식을 씹고 있으면서도 시선은 이미 다른 음식에 가 있다. 배가 더부룩한 느낌을 느낀다. 뷔페식을 조심하라~!
7	도저히 음식이 들어갈 수 없는데도 탐욕 때문에 음식을 계속 꿀꺽하고 더 먹게 되는 최악의 경지다. 타고난 소화력을 가진 것으로 착각한다. 눈으로 봐도 배 전체가 아주 볼록하며 배가 빵빵하다. 뷔페 레스토랑은 아예 가지 마라~!

식탁의 단계를 알자~~~!

운동하기 전에 꼭 기억해야 할 10계명

[1계명] 배고픈 운동은 근육을 없애는 지름길이다

[2계명] 운동 목표는 정확하게 세워라~!

[3계명] 운동의 기본은 준비 운동과 정리 운동이다

[4계명] 무리하면 운동이 아니라 노동이다

[5계명] 정확한 자세로 운동하라

[6계명] 수분 섭취를 많이 해라

[7계명] 이 세상에 운동을 하지 못할 핑계란 없다~!

[8계명] 빨리 얻을수록 빨리 잃는다! 길게 보고 꾸준히 운동하라

[9계명] 운동 후의 휴식은 보약이다

[10계명] 변화를 주어라

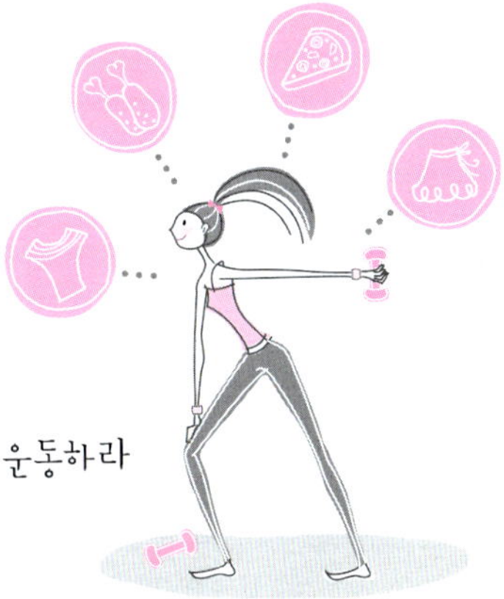

♥ 월, 화, 수, 목, 금, 토에 실천하는 유산소 운동

유산소 운동은 인터벌 트레이닝(Interval Training) 기법으로 실시합니다. 인터벌 트레이닝은 고강도 운동 사이에 중간 이하의 강도가 낮은 운동이나 짧은 휴식을 넣어 강도를 조절하면서 운동을 반복하는 트레이닝 기법입니다.

유산소 운동 종목으로는 달리기, 줄넘기, 자전거 타기 등 어떤 종목이든 상관없이 강도를 1(약)~10(강)으로 할 때 다음의 강도와 순서대로 실시하면 됩니다.

이때 워밍업 운동은 가볍게 스트레칭을 한 후 서서히 체온과 심박 수를 올리도록 실시합니다. 쿨다운은 숨이 차고 덥지만 자리에 앉거나 누워서 쉬지 말고 운동 동선의 주변을 뱅글뱅글 도는 정도로 가볍게 걷습니다.

★ ❶ 10분간 워밍업 운동(저강도) → ❷ 5분간 강도 6의 운동(숨 쉬기 편한 정도의 중강도) → ❸ 2분간 강도 8의 운동(숨이 좀 찰 정도의 고강도) → ❹ 10분간 쿨다운(저강도) 순서입니다. ❶ 운동으로 워밍업을 한 후 ❷→❸을 차례로 5~7세트 실시합니다. 그런 다음 다시 ❹ 운동으로 마무리합니다.

♥ 월, 수, 금에 실천하는 전신 근력 운동

전신 근력 운동은 5가지 동작을 각 15~20회씩, 쉬는 시간 없이 3세트 연속으로 운동하는 서킷 트레이닝을 실시합니다. 서킷 트레이닝(Circuit Training)은 운동 시 세트와 세트 사이에 휴식을 주지 않고, 바로 다음 운동으로 넘어가는 트레이닝 기법입니다. 서킷 트레이닝은 각 동작을 회전하며(Circuit) 단련하게(Training) 되므로, 심폐 기능을 강화하고 운동효과를 극대화시켜 체중 조절에 효과적입니다.

★ 고블릿 스쿼트(15회) → 해머 컬 투 프레스(15회) → 덤벨 데드리프트(15회) → 덤벨 풀오버(15회) → 싱글 암 덤벨 로우 앤 트위스트(15회) 순으로 쉬지 않고 1세트 완료한 다음, 다시 처음부터 5가지 운동을 2세트 더 반복합니다.

1

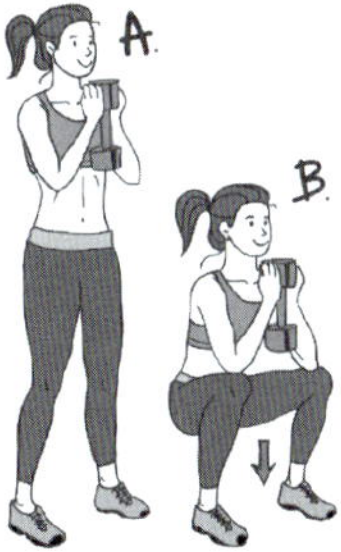

고블릿 스쿼트 Goblet Squat

2

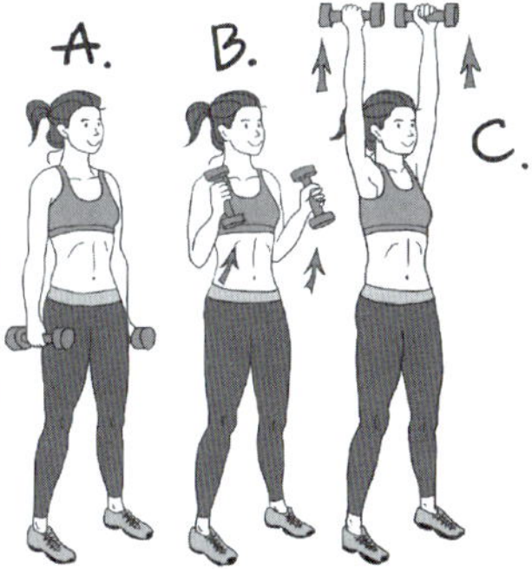

해머 컬 투 프레스 Hammer Curl to Press

3

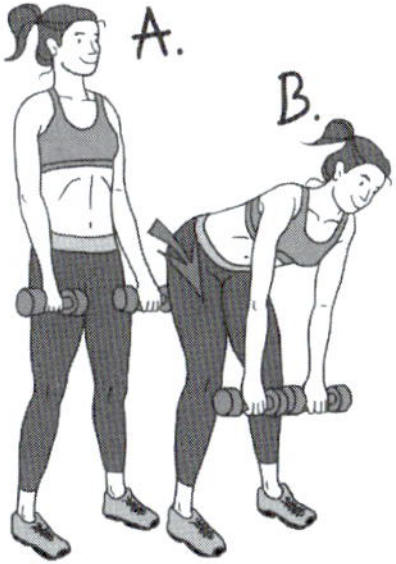

덤벨 데드리프트
Dumbbell Deadlift

4

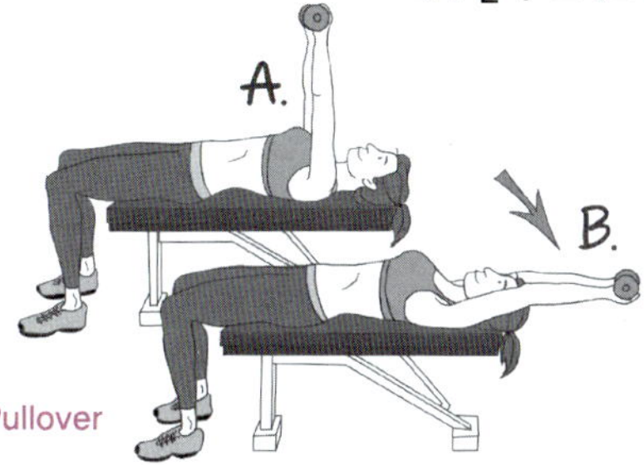

덤벨 풀오버
Dumbbell Pullover

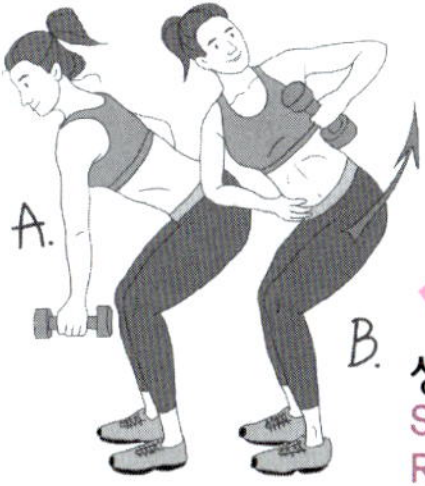

5

싱글 암 덤벨 로우 앤 트위스트
Single-Arm Dumbbell
Row and Twist

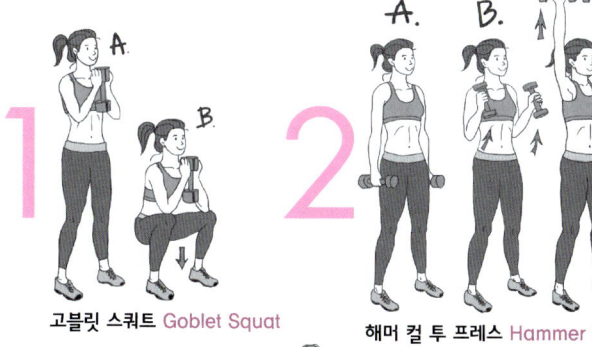

♥ 월, 화, 수, 목, 금, 토에 실천하는 다리 운동

늘씬한 다리 선을 만들기 위해 4가지 동작을 차례로 실시하고, 처음부터 다시 1세트를 연속으로 단련합니다.

★ 스텝 업 위드 레그 리프트(15회) → 리버스 런지 위드 프론트 킥(15회) → 래터럴 레그 리프트(15회) → 플리에 스쿼트 점프(15회) 순으로 쉬지 않고 1세트 완료한 다음, 다시 처음부터 4가지 운동을 1세트 더 반복합니다.

1

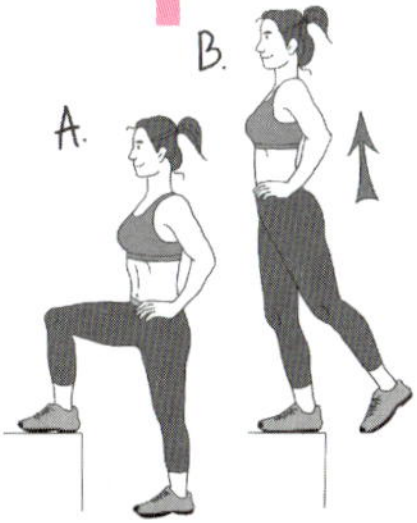

스텝 업 위드 레그 리프트
Step Up With Leg Lift

2

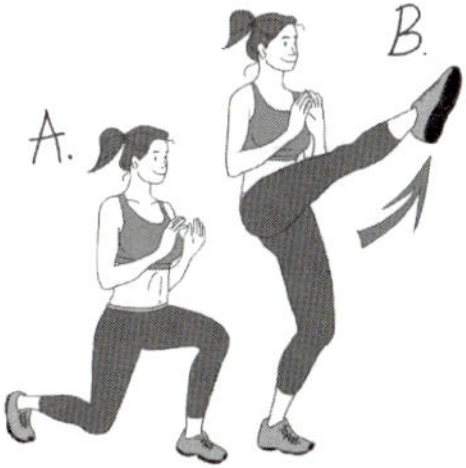

리버스 런지 위드 프론트 킥
Reverse Lunge With Front Kick

3

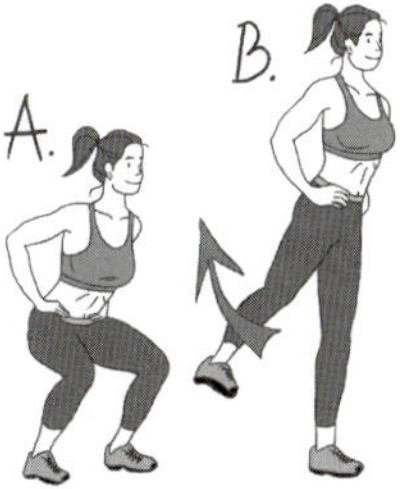

래터럴 레그 리프트
Lateral Leg Lift

4

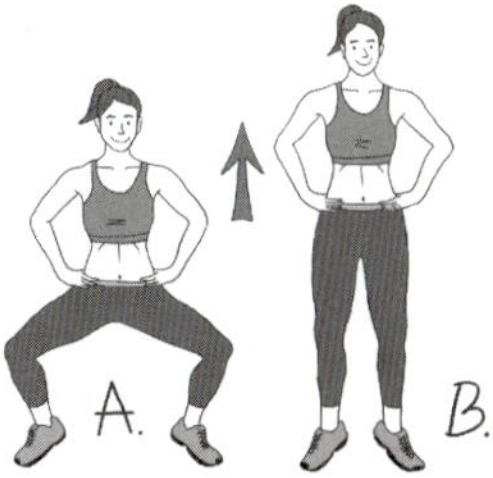

플리에 스쿼트 점프
Plie Squat Jump

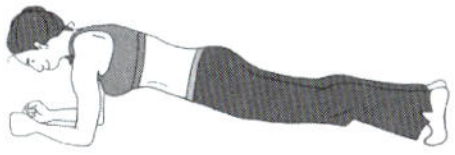

플랭크 위드 글루트 스퀴즈
Plank With Glute Squeeze

1

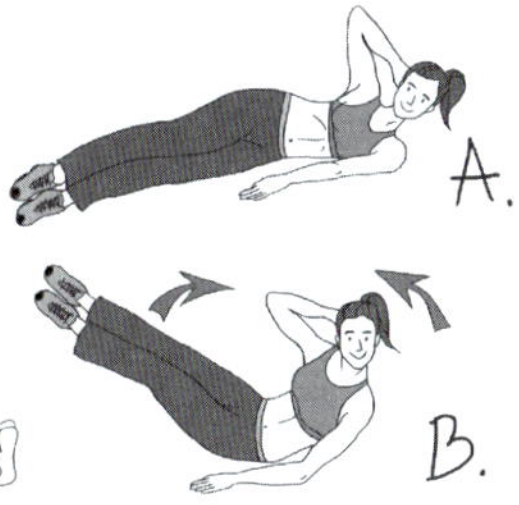

오블리크 브이 업
Oblique V-up

2

3

로테이팅 수퍼우먼
Rotating Superwoman

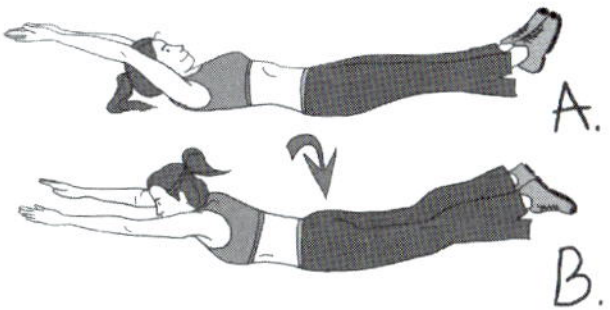

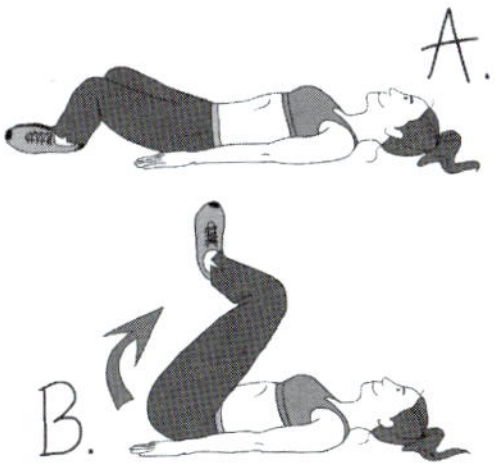

록 앤 레이즈
Rock 'N' Raise

4

♥ 화, 목, 토에 실천하는 복근 운동

납작한 복부를 만들기 위해서는 4가지 동작을 차례로 실시하고, 처음부터 다시 3세트 연속으로 운동하면 됩니다.

★ 플랭크 위드 글루트 스퀴즈(10회) → 오블리크 브이 업(30회) → 로테이팅 수퍼우먼(10회) → 록 앤 레이즈(30회) 순으로 쉬지 않고 1세트를 완료한 다음, 다시 처음부터 4가지 운동을 2세트 더 반복합니다.

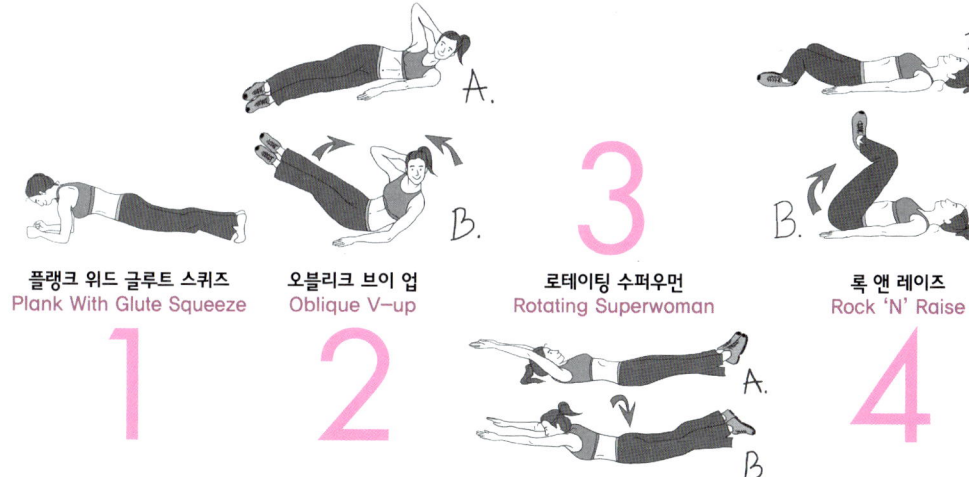

Before

현재의 내 몸 점검하기

과연 내 몸의 건강지수는 어느 정도일까요?
7일 다이어트를 시작하기 전 현재 내 몸의 상태를 점검하세요.

다음의 질문을 읽고 '예'라고 생각하면 ☐에 ☑라고 표기하면 됩니다. '아니오'일 경우에는 체크하지 않아도 됩니다.

❶ 아침에 일어나면 미지근한 물을 1컵 이상 꿀꺽꿀꺽 시원하게 마신다. ☐

❷ 음식을 먹을 때 천천히 꼭꼭 씹어 먹는 편이다. ☐

❸ 입 냄새가 심하게 나지 않는 편이다. ☐

❹ 아침 식사는 꼭 챙겨 먹는다. ☐

❺ 신선한 과일을 다양하게 먹는 편이다. ☐

❻ 아침, 점심, 저녁 식사 중 어느 한 끼라도 바나나만을 여러 개 먹지는 않는다. ☐

⑦ 정제된 백밀가루로 만든 음식은 별로 좋아하지 않는다. □

⑧ 정제된 백밀가루로 만든 비스킷과 빵을 하루에 2회 이상 먹지 않는다. □

⑨ 평소 속이 쓰리거나 메스껍지 않고 잘 체하지도 않는다. □

⑩ 음식을 섭취한 직후 배가 빵빵해지는 복부 팽만감을 느낀 적이 없다. □

⑪ 설사와 변비를 반복하지 않고 규칙적으로 대변을 본다. □

⑫ 밥을 먹은 후에 별로 졸리지 않는다. □

⑬ 트림과 방귀를 자주 하지 않는다. □

⑭ 얼굴과 몸에 뾰루지나 여드름 같은 염증이 잘 생기지 않는다. □

⑮ 항생제와 항염제를 자주 복용하지 않는다. □

⑯ 항생제와 항염제를 복용했을 때에는 꼭 생균제(Probiotics) 식품을 챙겨 먹는다. □

⑰ 매일 생균제 식품 한 가지를 꼭 챙겨 먹는 편이다. □

⑱ 매일 카페인이 함유된 커피나 녹차, 홍차 등을 많이 마시지 않는다. □

⑲ 집에서 자주 혼자 술을 마시거나 술자리를 갖지 않는다. ☐

⑳ 설탕이 많이 들어간 시리얼과 간식, 반찬 등의 식품을 먹지 않는 편이다. ☐

㉑ 씨앗류와 견과류를 간식과 음식으로 매일 꾸준히 먹는다. ☐

㉒ 운동은 꾸준하게 적절한 시간 동안 한다. ☐

㉓ 즐겁게 지내려고 노력하는 편이다. ☐

㉔ 닭가슴살 등 동물성 단백질을 먹을 때는 꼭 현미밥을 함께 먹는다. ☐

㉕ 녹황색 · 뿌리 · 십자화과 채소(양배추, 브로콜리 등) 등 다양한 채소를 골고루 먹는 편이다. ☐

㉖ 평소 나트륨 섭취를 줄이고자 저염식을 실천하는 편이다. ☐

㉗ 마인드 컨트롤을 잘하는 편이다. ☐

㉘ 외식과 기름에 튀긴 음식을 즐기지 않는 편이다. ☐

㉙ 음식을 보다 건강하게 먹기 위해 건강한 조리법을 실행하고 있다. ☐

㉚ 잠을 충분히 편안하게 잔다. ☐

'예' 라고 체크한 항목의 점수는 각 1점씩입니다. 모두 합산한 점수를 확인한 후 현재 내 몸의 상태를 점검하도록 합니다.

나의 점수는? ____________

♥ 22~30점인 나는? 건강한 상태입니다. 현재 내게 필요한 것이 무엇인지 누구보다 잘 알고 있습니다. 그것만 주의하면 됩니다. 7일 다이어트 프로그램을 통해 현재의 나를 점검하는 계기가 될 것입니다. 또 원하는 만큼 목표를 달성할 수 있습니다.

♥ 15~21점인 나는? 비교적 건강한 상태입니다. 현재의 내 모습을 냉철하게 판단하고 좀 더 영리하게 내 몸을 관리해야 합니다. 7일 다이어트 프로그램은 좋은 동기부여가 될 것입니다. 자신의 약점을 파악한 만큼 꾸준함을 보여야 목표를 달성할 수 있습니다.

♥ 8~14점인 나는? 현재는 다소 위험한 상태이나 얼마든지 건강한 몸으로 만들 수 있습니다. '뭐 어때, 괜찮아' 식의 기분파이거나 다소 우유부단한 성격으로 이래도 좋고 저래도 좋은 당신은 꾸준함이 부족한 용두사미형입니다. 7일 다이어트 프로그램을 딱 7일만 실행해 보면 당신에게 꼭 필요하다는 것을 알게 될 것입니다.

♥ 0~7점인 나는? 매우 위험한 상태입니다. 현실을 직시하고 7일 다이어트 프로그램을 통해 건강한 몸부터 만들어야 합니다. 다소 결단력이 필요하지만 반드시 자신을 믿고 7일씩 실행하기를 바랍니다.

♥ 7일 다이어트 시작하는 날 ______

♥ 7일 다이어트 시작하는 날의 몸무게 ______

♥ 7일 다이어트 시작하는 날의 허리둘레 ______

♥ 7일 다이어트 시작하는 날의 엉덩이둘레 ______

♥ 7일 다이어트 시작하는 날의 목둘레 ______

♥ 7일 다이어트 시작하는 날의 팔둘레 ______

♥ 7일 다이어트를 실천하는 동안 내가 끊임 없이 반복해야 할 말

______

♥ 나를 살찌게 한 최악의 적을 이제부터 버리자~~~!

현재 늘어난 내 체중의 원인을 생각한 다음, 가장 고치기 힘든 내용이나 바뀌지 않는 나쁜 습관을 적으면 된다. 그리고 적은 내용을 되풀이하지 않도록 노력하자. 예를 들어 1일 ☆☆과자 1봉지, 1일 설탕 캔 커피 3캔, 운동 ◎◎분, 하루 물 3잔, 7일에 술자리 3회 등이다.

7일 다이어트 1달 식단 짜기

본격적으로 7일 다이어트를 시작하기 전
단계별로 식단을 미리 계획합니다.

♥ 3단계 7일 다이어트의 실천를 위한 1달 식단을 계획하자!

- 기본은 4주, 1개월간 순서대로 단계별 계획을 세운다.
- 조금 더 욕심을 내고 싶다면 각 단계별의 사이클을 연장해서 계획을 세우면 된다.
- 각 단계별 일정표는 사이클의 최대 기간을 고려해 만들어졌으므로 필요한 기간만 기입하면 된다.

Step 1, Cycle 1~3

Mon /	Tue /	Wed /	Thu /	Fri /	Sat /	Sun /
Mon /	Tue /	Wed /	Thu /	Fri /	Sat /	Sun /
Mon /	Tue /	Wed /	Thu /	Fri /	Sat /	Sun /

Step 2 ---> go!

Step 2, Cycle 1~2

Mon /	Tue /	Wed /	Thu /	Fri /	Sat /	Sun /
Mon /	Tue /	Wed /	Thu /	Fri /	Sat /	Sun /

Step 3 ---> go!

Step 3, Cycle 1

Mon /	Tue /	Wed /	Thu /	Fri /	Sat /	Sun /

Finish Step ---> go!

Finish Step, Cycle 1

Mon /	Tue /	Wed /	Thu /	Fri /	Sat /	Sun /

The End!

나를 다독이는 자동제어장치~! Today's Schedule

본격적으로 7일 다이어트를 시작하기 전에 하루 일과를 적어보세요~!

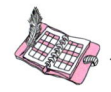

Step 1 내 몸에 쌓인 독소를 빼라!

이제부터 비움의 단계를 시작하세요.

내 몸 곳곳에 쌓인 독소를 배출하는 단계이므로
아침 식사는 되도록 해독 주스 1~3잔을 먹을 수 있는 만큼만 먹도록 합니다.
특히 1.5~2리터의 물을 하루 중 나눠서 마시도록 합니다.

✽ 모든 음식을 만들 때는 저염식, 저유식, 저당식, 저수분 조리법인 〈4저(低) 조리법〉을 실천하세요.

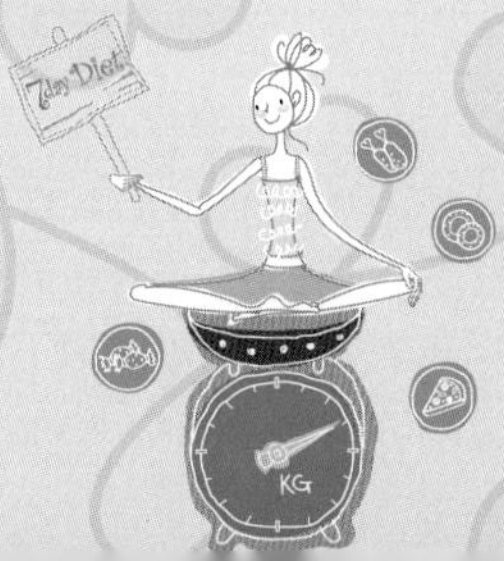

비움의 단계를 위한 일상의 실용 해법 7가지

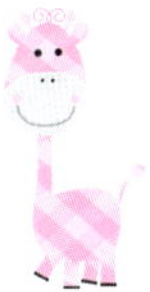

❶ 독소를 배출하는 해독 식재료

양파, 마늘, 부추, 생강, 현미, 브로콜리, 녹차, 녹색채소, 뿌리채소 등을 반찬으로, 차로, 생식으로 매일 챙겨 먹자.

❷ 15분간의 반신욕, 배 마사지, 스트레칭으로 신진대사를 촉진하자.

❸ 신선하고 깨끗한 물을 하루 1.5~2리터 정도 나눠서 마시자.

❹ 해독의 기본인 규칙적인 배변습관을 갖자.

❺ 피를 탁하게 하고 탈수증상의 원인이 되는 차, 커피, 탄산음료는 줄이자.

❻ 기본 중의 기본, 음식은 1회 30번 이상 꼭꼭 씹어 먹자.

❼ 스트레스 호르몬을 줄이는 호박씨, 콩, 우엉 등의 뿌리채소와 녹색 잎채소를 먹자.

비움의 단계 장보기

Date.　.　.

구입품목	수량	유통기간	금액

총 합계 금액			

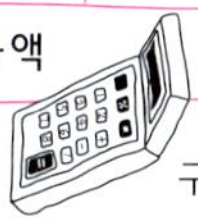

✽ 매주 특정한 날짜를 정해 단계별로 필요한 식재료를 구입하자. 알맞게 식재료를 구입하는 것도 과식을 막는 지름길~~~!

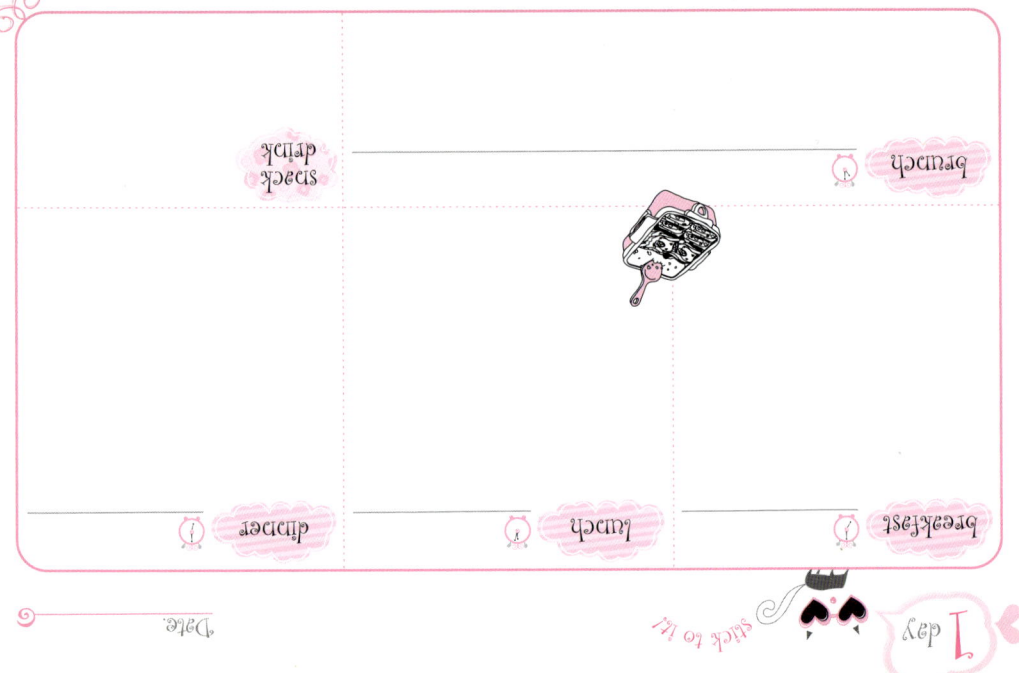

1 day

stick to it!

Date.

breakfast

lunch

dinner

brunch

snack
drink

허리둘레 ____________ 엉덩이둘레 ____________ 목둘레 ____________ 팔둘레 ____________

Today check List

- [ ] 해독 주스 1~3잔
- [ ] 하루 1.5~2리터의 물
- [ ] 규칙적인 배변습관
- [ ] 해독 식재료 ____________
- [ ] 현미밥 [ ] 견과류 [ ] 씨앗류
- [ ] 당부하지수가 낮은 과일 ______을 ___회
- [ ] 생균제 식품 ____________
- [ ] 카페인 음료 ______을 ___회
- [ ] 설탕음료 0회
- [ ] 1회 30번 이상 꼭꼭 씹기
- [ ] 스트레스 호르몬을 줄이는 식품
- [ ] 반신욕 15분
- [ ] 운동 시간 ______을 ___분

Today Diet Diary

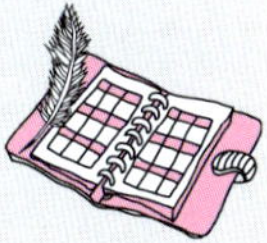

오늘의 한 줄 교훈

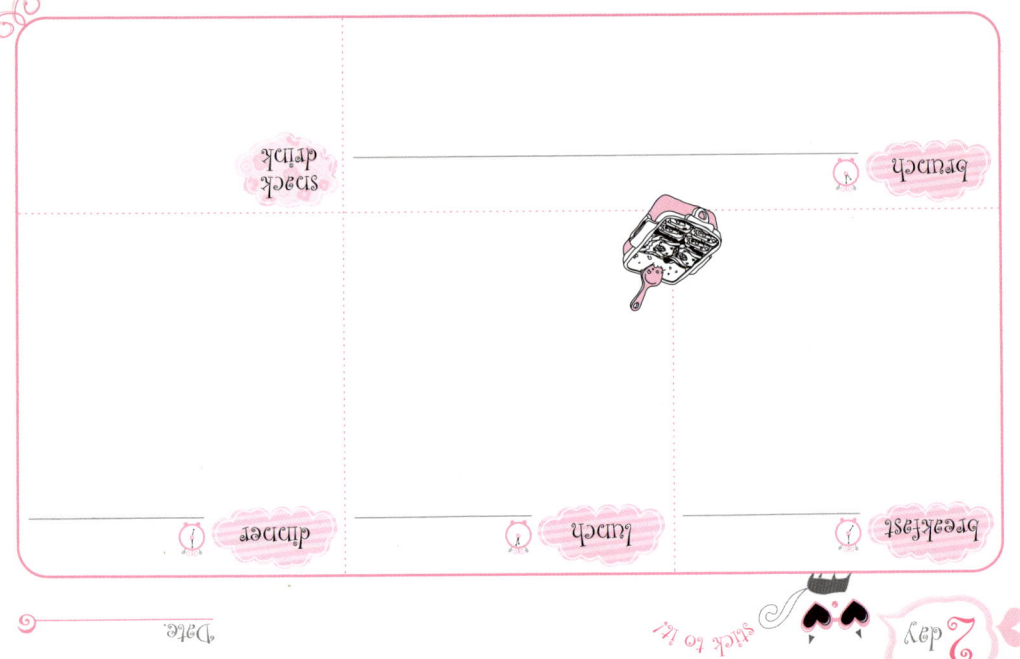

2 day

stick to it!

Date.

breakfast

lunch

dinner

brunch

snack
drink

허리둘레 ____________ 엉덩이둘레 ____________ 목둘레 ____________ 팔둘레 ____________

Today Check List

- [ ] 해독 주스 1~3잔
- [ ] 하루 1.5~2리터의 물
- [ ] 규칙적인 배변습관
- [ ] 해독 식재료 ____________
- [ ] 현미밥 [ ] 견과류 [ ] 씨앗류
- [ ] 당부하지수가 낮은 과일 ________을 ___회
- [ ] 생균제 식품 ____________
- [ ] 카페인 음료 ________을 ___회
- [ ] 설탕음료 0회
- [ ] 1회 30번 이상 꼭꼭 씹기
- [ ] 스트레스 호르몬을 줄이는 식품
- [ ] 반신욕 15분
- [ ] 운동 시간 ________을 ___분

Today Diet Diary

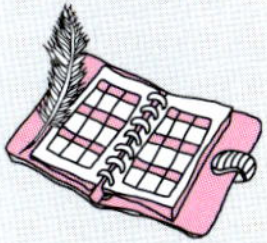

오늘의 한 줄 교훈

____

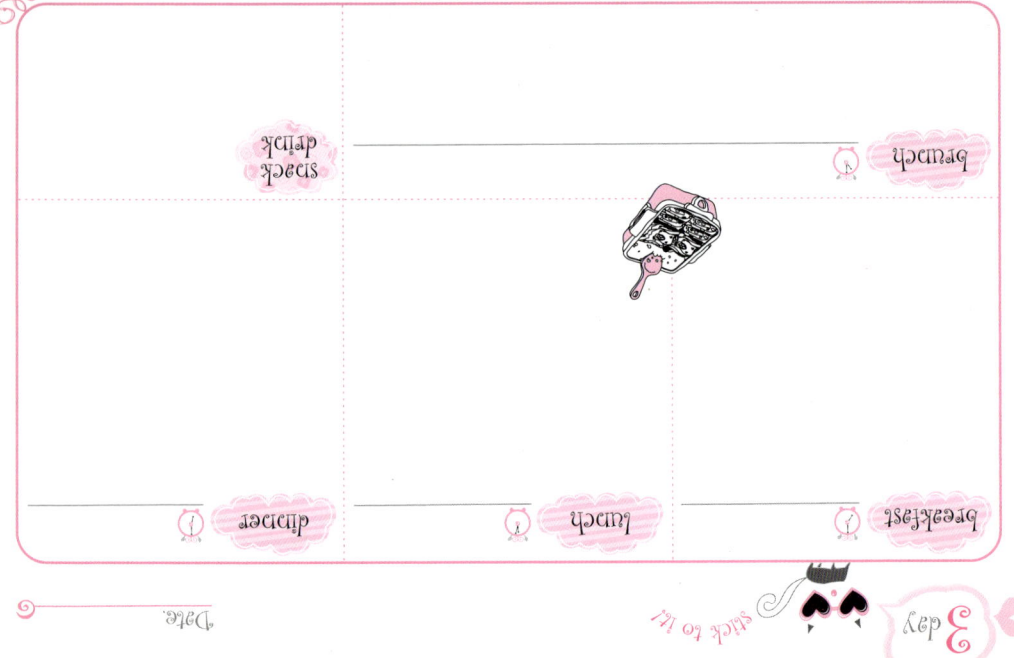

3 day

stick to it!

Date.

breakfast

lunch

dinner

brunch

snack drink

허리둘레 ____________ 엉덩이둘레 ____________ 목둘레 ____________ 팔둘레 ____________

Today Check List

- ☐ 해독 주스 1~3잔
- ☐ 하루 1.5~2리터의 물
- ☐ 규칙적인 배변습관
- ☐ 해독 식재료 ____________
- ☐ 현미밥 ☐ 견과류 ☐ 씨앗류
- ☐ 당부하지수가 낮은 과일 ________을 ___회
- ☐ 생균제 식품 ____________
- ☐ 카페인 음료 ________을 ___회
- ☐ 설탕음료 0회
- ☐ 1회 30번 이상 꼭꼭 씹기
- ☐ 스트레스 호르몬을 줄이는 식품
- ☐ 반신욕 15분
- ☐ 운동 시간 ________을 ___분

Today Diet Diary

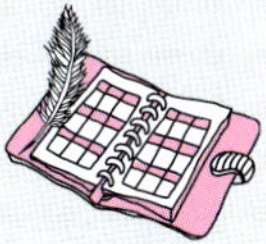

오늘의 한 줄 교훈

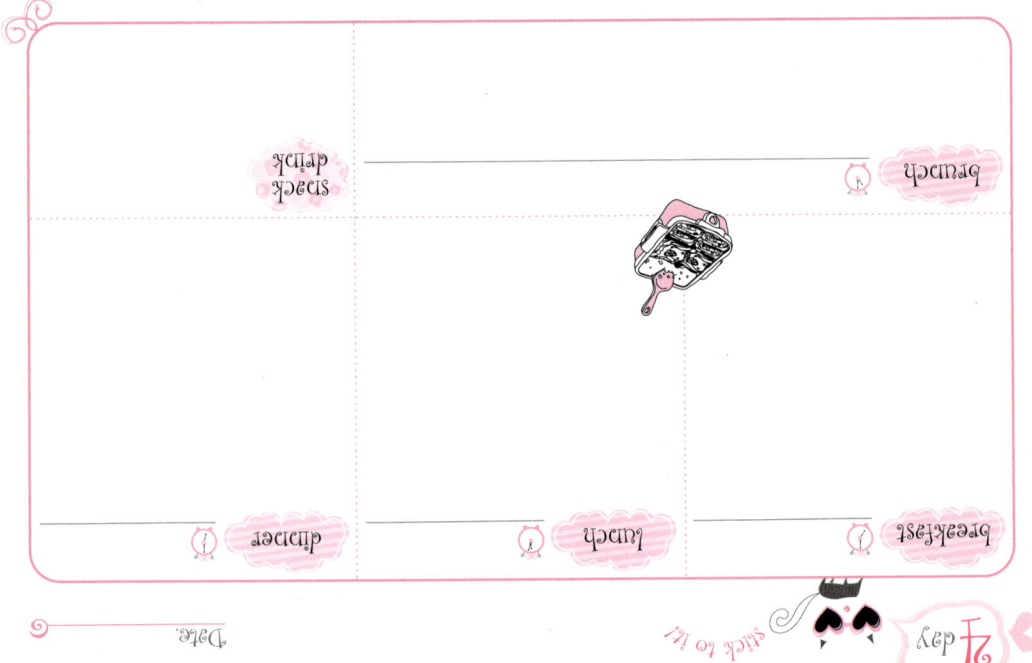

4 day

stick to it!

Date. ____

breakfast

lunch

dinner

brunch

snack
drink

허리둘레 ______ 엉덩이둘레 ______ 목둘레 ______ 팔둘레 ______

Today check List

- [ ] 해독 주스 1~3잔
- [ ] 하루 1.5~2리터의 물
- [ ] 규칙적인 배변습관
- [ ] 해독 식재료 ______
- [ ] 현미밥 [ ] 견과류 [ ] 씨앗류
- [ ] 당부하지수가 낮은 과일 ______을 ___회
- [ ] 생균제 식품 ______
- [ ] 카페인 음료 ______을 ___회
- [ ] 설탕음료 0회
- [ ] 1회 30번 이상 꼭꼭 씹기
- [ ] 스트레스 호르몬을 줄이는 식품
- [ ] 반신욕 15분
- [ ] 운동 시간 ______을 ___분

Today Diet Diary

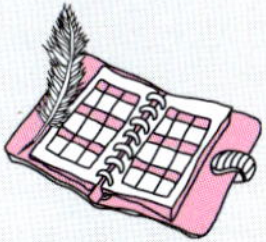

오늘의 한 줄 교훈

______

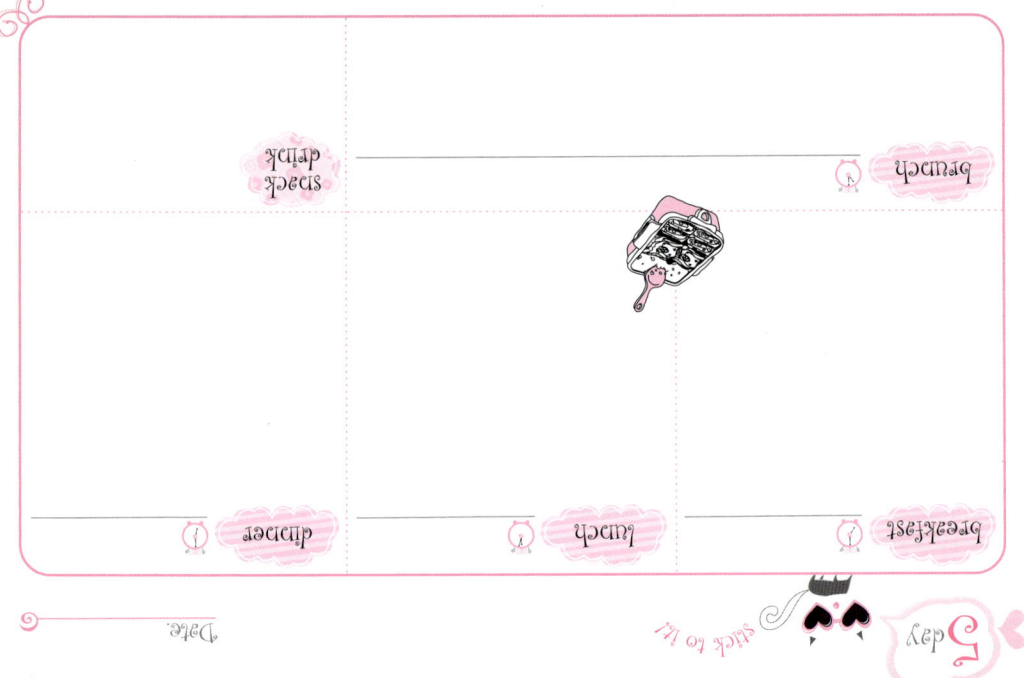

5 day stick to it!

Date.

breakfast

lunch

dinner

brunch

snack drink

허리둘레 ______ 엉덩이둘레 ______ 목둘레 ______ 팔둘레 ______

Today Check List

- ☐ 해독 주스 1~3잔
- ☐ 하루 1.5~2리터의 물
- ☐ 규칙적인 배변습관
- ☐ 해독 식재료 ______
- ☐ 현미밥 ☐ 견과류 ☐ 씨앗류
- ☐ 당부하지수가 낮은 과일 ______을 ___회
- ☐ 생균제 식품 ______
- ☐ 카페인 음료 ______을 ___회
- ☐ 설탕음료 0회
- ☐ 1회 30번 이상 꼭꼭 씹기
- ☐ 스트레스 호르몬을 줄이는 식품
- ☐ 반신욕 15분
- ☐ 운동 시간 ______을 ___분

Today Diet Diary

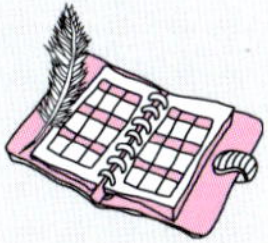

오늘의 한 줄 교훈

______

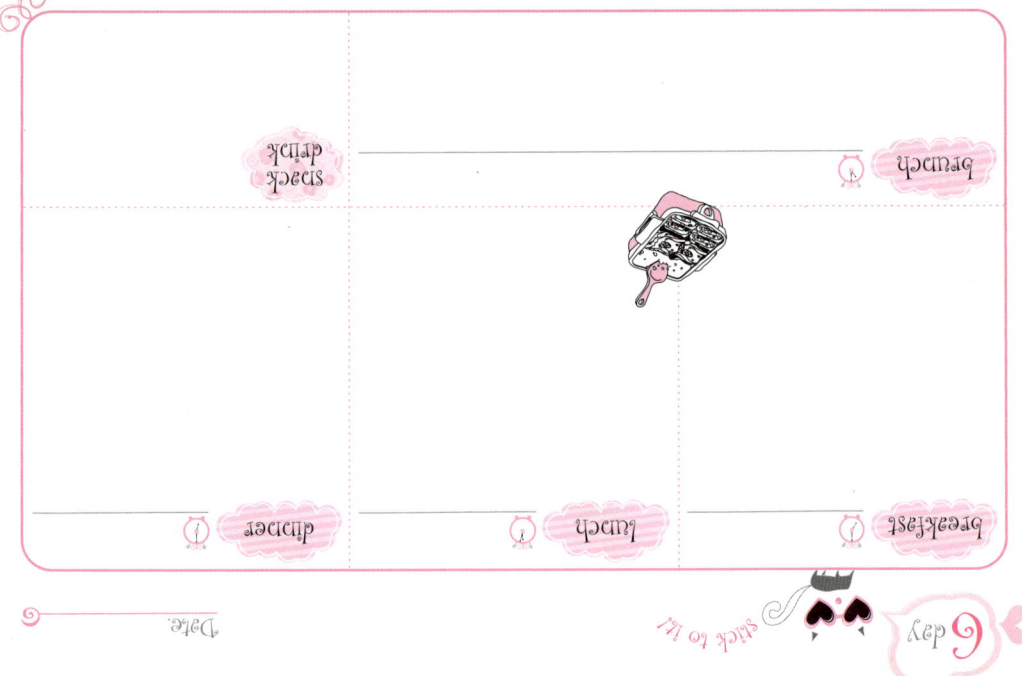

6 day

stick to it!

Date.

breakfast

lunch

dinner

brunch

snack
drink

허리둘레 ______________ 엉덩이둘레 ______________ 목둘레 ______________ 팔둘레 ______________

Today Check List

- [ ] 해독 주스 1~3잔
- [ ] 하루 1.5~2리터의 물
- [ ] 규칙적인 배변습관
- [ ] 해독 식재료 ______________________
- [ ] 현미밥 [ ] 견과류 [ ] 씨앗류
- [ ] 당부하지수가 낮은 과일 ________을 ___회
- [ ] 생균제 식품 ______________________
- [ ] 카페인 음료 ________을 ___회
- [ ] 설탕음료 0회
- [ ] 1회 30번 이상 꼭꼭 씹기
- [ ] 스트레스 호르몬을 줄이는 식품
- [ ] 반신욕 15분
- [ ] 운동 시간 ________을 ___분

Today Diet Diary

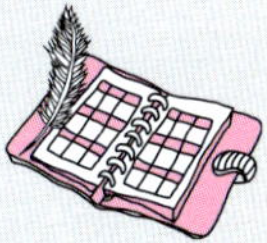

오늘의 한 줄 교훈

____

7 day

stick to it!

Date.

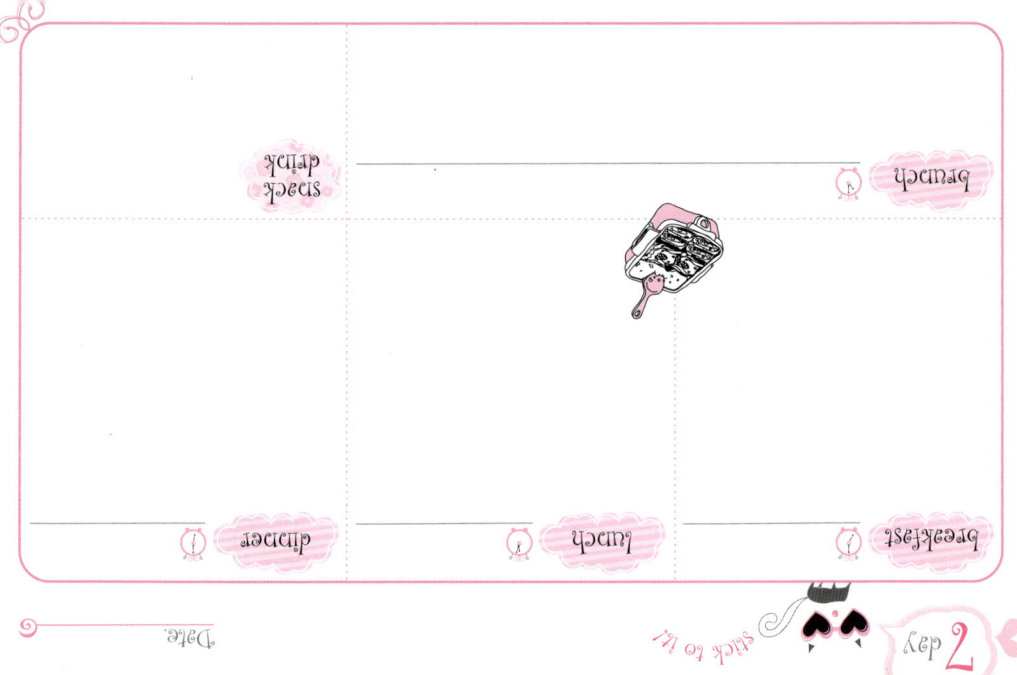

breakfast

lunch

dinner

brunch

snack
drink

허리둘레 ____________ 엉덩이둘레 ____________ 목둘레 ____________ 팔둘레 ____________

Today Check List

- [ ] 해독 주스 1~3잔
- [ ] 하루 1.5~2리터의 물
- [ ] 규칙적인 배변습관
- [ ] 해독 식재료 ____________
- [ ] 현미밥 [ ] 견과류 [ ] 씨앗류
- [ ] 당부하지수가 낮은 과일 ________을 ___회
- [ ] 생균제 식품 ____________
- [ ] 카페인 음료 ________을 ___회
- [ ] 설탕음료 0회
- [ ] 1회 30번 이상 꼭꼭 씹기
- [ ] 스트레스 호르몬을 줄이는 식품
- [ ] 반신욕 15분
- [ ] 운동 시간 ________을 ___분

Today Diet Diary

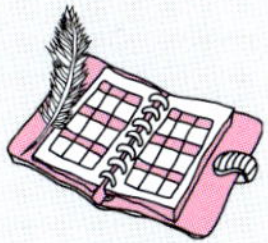

오늘의 한 줄 교훈

____

Now!

step ______________

______________ kg

- 1단계 끝~~~! -

살을 뺀다는 것은
바로 몸속 독소와 노폐물을 비워내는 것~!

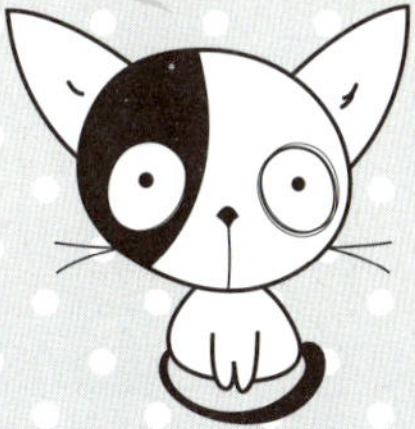

비움의 단계를 점검하는 첫 번째 타임 캡슐~~~!

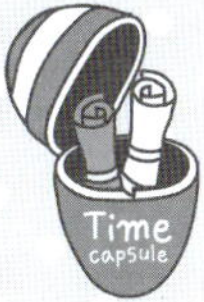

❶ 하루 1.5~2리터의 물을 균일하게 조금씩 나눠서 마시자. □
❷ 아침 식사는 해독 주스를 1~3잔까지 꼭꼭 씹으면서 마시자. □
❸ 점심과 저녁 식사는 식이섬유소가 풍부한 재료로 만들어 먹자. □
❹ 매일 마시는 음료는 양파즙 1잔, 녹차 1잔 정도만 식간에 마시자. □
❺ 프로바이오틱스 섭취를 위해 생균제 식품을 매일 먹자. □
❻ 장속 유익한 균들의 먹이가 되는 프리바이오틱스 섭취를 위해 프락토 올리고당이나 이소말토 올리고당으로 음식의 단맛을 내자. □
❼ 간식으로는 장속의 유익한 균들이 좋아하는 호두 1개 + 호박씨 7개 + 생 캐슈넛 2개 + 크랜베리 7개를 먹자. □
❽ 해독 기능이 탁월한 현미 + 현미찹쌀밥을 꼭꼭 씹으면서 먹자. □
❾ 해독 기능이 탁월한 반찬 3가지를 일주일 분량으로 만들어 먹자. □
❿ 신선한 샐러드를 먹을 때는 해독 기능이 탁월한 드레싱 3가지를 일주일 분량으로 만들어 먹자. □
⓫ 콜레스테롤이 쌓이는 것을 막고 독소를 배출하는 압착 올리브오일을 먹자. □
⓬ 스트레스 호르몬인 코티졸이 나오지 않도록 설탕을 버리자. □
⓭ 폭식을 방지하기 위해 반드시 혈당 관리를 하고 혈당 관리에 나쁜 영향을 주는 백밀가루로 만든 음식들과 바나나를 많이 먹지 말자. □
⓮ 체지방을 줄이는 월수금 운동과 화목토 운동을 실천하자. □
⓯ 노폐물을 제거하는 반신욕을 하자. □

Step 2 머리부터 발끝까지 흐르게 하라!

이제부터 흐름의 단계를 시작하세요.

2단계의 핵심 내용은 내 몸을 살이 빠지는 체질로 만드는 것입니다.
그것은 신진대사율을 높이라는 의미와 같습니다.
신진대사와 순환장애는 언제나 같이 따라다닙니다.
그러므로 신진대사량을 늘려 내 몸이 제대로 순환할 수 있도록 만들어야 합니다.

✽ 모든 음식을 만들 때는 저염식, 저유식, 저당식, 저수분 조리법인 〈4저(低) 조리법〉을 실천하세요.

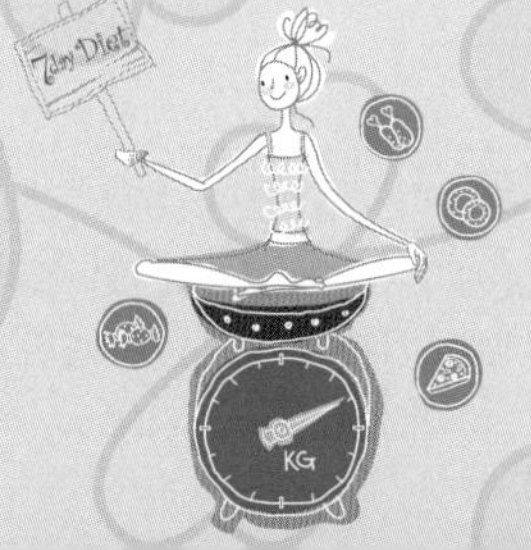

흐름의 단계를 위한 일상의 실용 해법 7가지

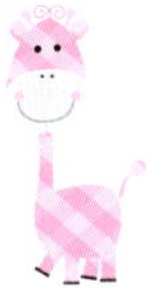

❶ 절대 과식하지 말자.

❷ 절대 굶지 말자.

❸ 자주 움직이고 매일 운동을 하자.

❹ 하루 1500kcal를 유지하는 규칙적인 식사를 하자.

❺ 소금의 섭취를 줄이는 저염식을 실천하자.

❻ 아침을 굶지 말자.

❼ 밤에는 잠을 자야 하는 법~! 늦어도 12시 이전에는 꼭 잠을 자자.
신진대사량을 증가시키는 렙틴 호르몬은 밤에 분비된다.
또한 피하지방을 줄이는 멜라토닌 호르몬도 밤에 분비된다.

흐름의 단계 장보기

Date.　　.　　.

구입품목	수량	유통기간	금액

총 합계 금액			

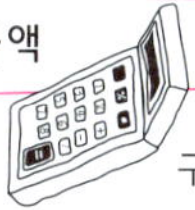

✱ 매주 특정한 날짜를 정해 단계별로 필요한 식재료를 구입하자. 알맞게 식재료를 구입하는 것도 과식을 막는 지름길~~~!

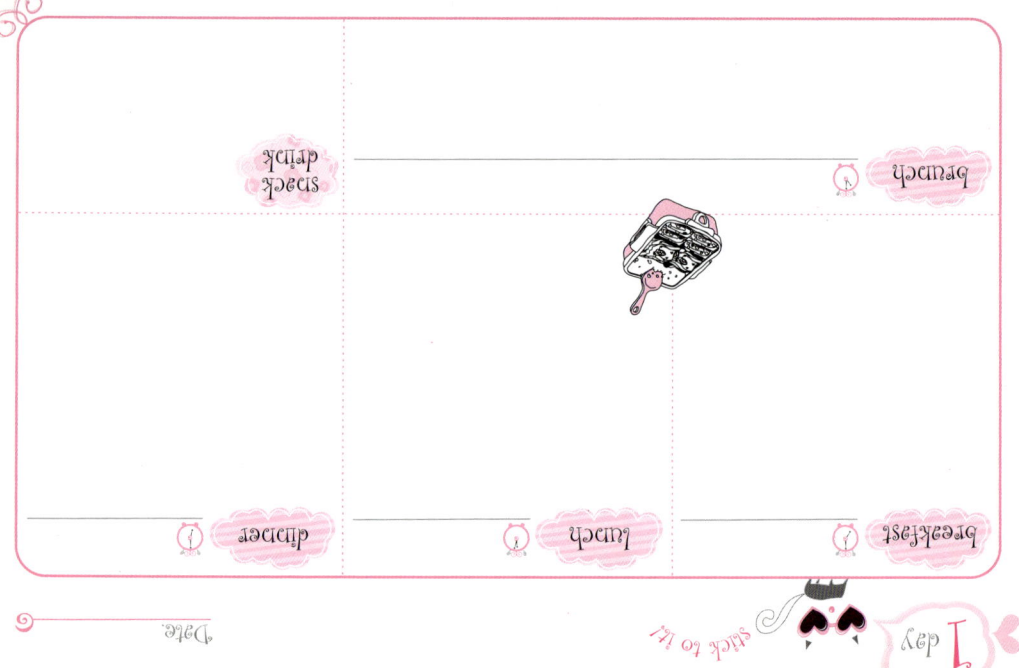

1 day

stick to it!

Date.

breakfast

lunch

dinner

brunch

snack
drink

허리둘레 ____________ 엉덩이둘레 ____________ 목둘레 ____________ 팔둘레 ____________

Today Check List

- [ ] 순환 주스 1~3잔
- [ ] 하루 1.5~2리터의 물
- [ ] 규칙적인 배변습관
- [ ] 순환 식재료 ____________________
- [ ] 현미팥밥 [ ] 우엉차 [ ] 견과류와 씨앗류
- [ ] 당부하지수가 낮은 과일 ________을 ___회
- [ ] 생균제 식품 ____________________
- [ ] 카페인 음료 ________을 ___회
- [ ] 설탕음료 0회
- [ ] 1회 30번 이상 꼭꼭 씹기
- [ ] 취침 시간 ___시 ___분
- [ ] 반신욕 15분
- [ ] 운동 시간 ________을 ___분

Today Diet Diary

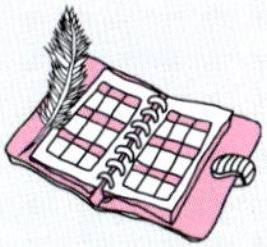

오늘의 한 줄 교훈

____

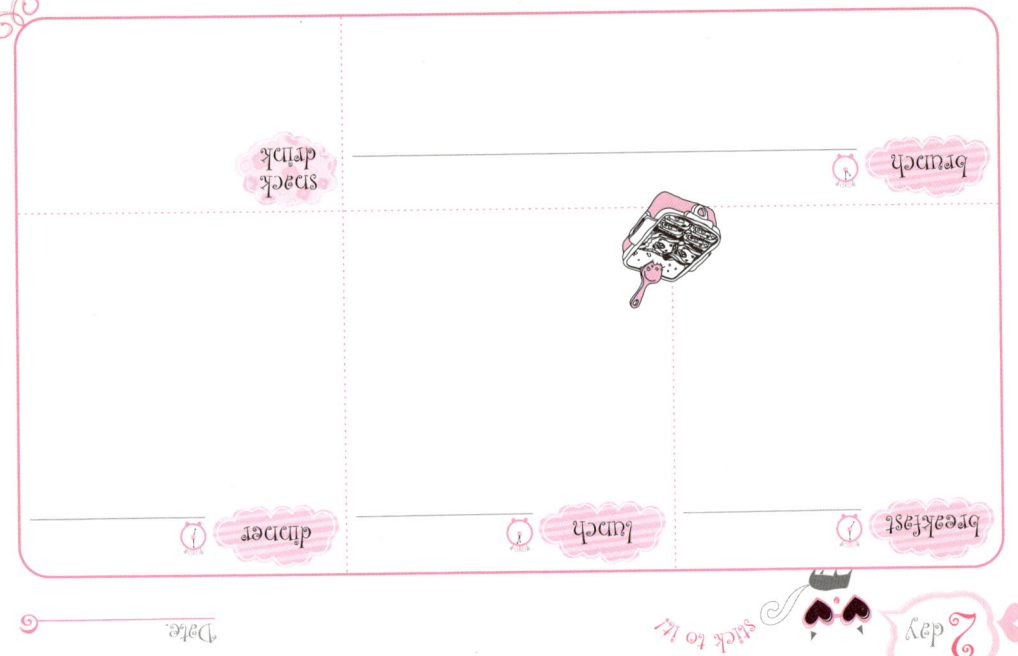

2 day

stick to it!

Date.

breakfast

lunch

dinner

brunch

snack
drink

허리둘레 ______ 엉덩이둘레 ______ 목둘레 ______ 팔둘레 ______

Today check List

- [ ] 순환 주스 1~3잔
- [ ] 하루 1.5~2리터의 물
- [ ] 규칙적인 배변습관
- [ ] 순환 식재료 ______
- [ ] 현미팥밥 [ ] 우엉차 [ ] 견과류와 씨앗류
- [ ] 당부하지수가 낮은 과일 ______을 ___회
- [ ] 생균제 식품 ______
- [ ] 카페인 음료 ______을 ___회
- [ ] 설탕음료 0회
- [ ] 1회 30번 이상 꼭꼭 씹기
- [ ] 취침 시간 ___시 ___분
- [ ] 반신욕 15분
- [ ] 운동 시간 ______을 ___분

Today Diet Diary

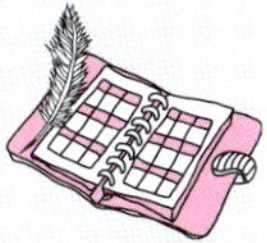

오늘의 한 줄 교훈

3 day

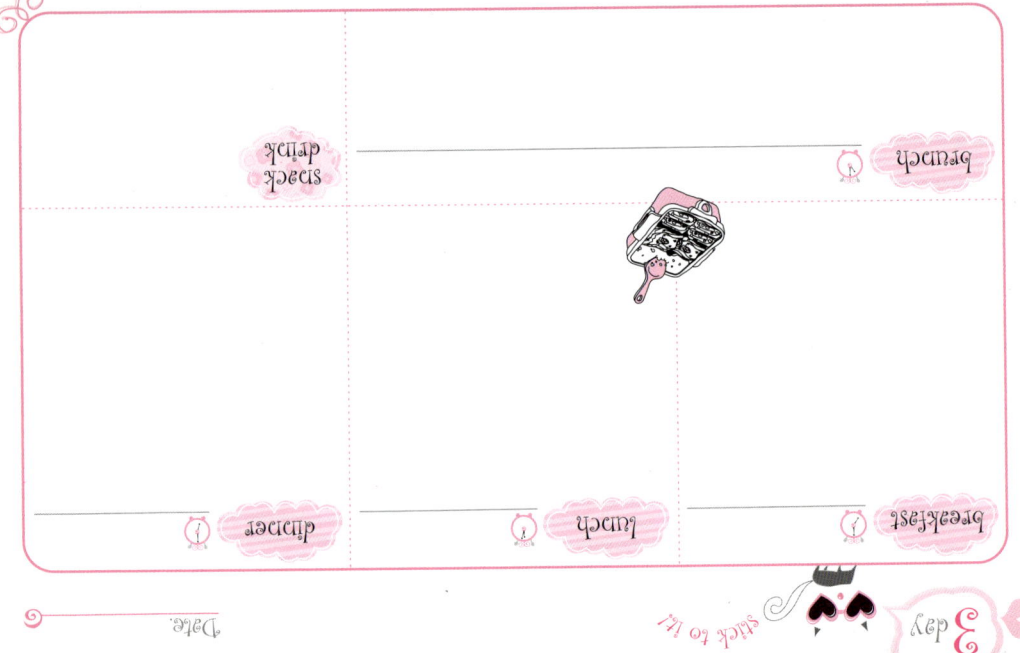

stick to it!

Date.

breakfast	lunch	dinner
brunch		snack drink

허리둘레 __________ 엉덩이둘레 __________ 목둘레 __________ 팔둘레 __________

Today Check List

- [ ] 순환 주스 1~3잔
- [ ] 하루 1.5~2리터의 물
- [ ] 규칙적인 배변습관
- [ ] 순환 식재료 __________
- [ ] 현미팥밥 [ ] 우엉차 [ ] 견과류와 씨앗류
- [ ] 당부하지수가 낮은 과일 ______을 ___회
- [ ] 생균제 식품 __________
- [ ] 카페인 음료 ______을 ___회
- [ ] 설탕음료 0회
- [ ] 1회 30번 이상 꼭꼭 씹기
- [ ] 취침 시간 ___시 ___분
- [ ] 반신욕 15분
- [ ] 운동 시간 ______을 ___분

Today Diet Diary

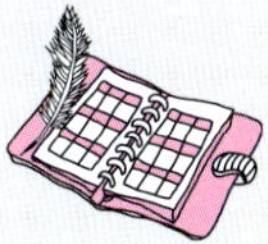

오늘의 한 줄 교훈

____

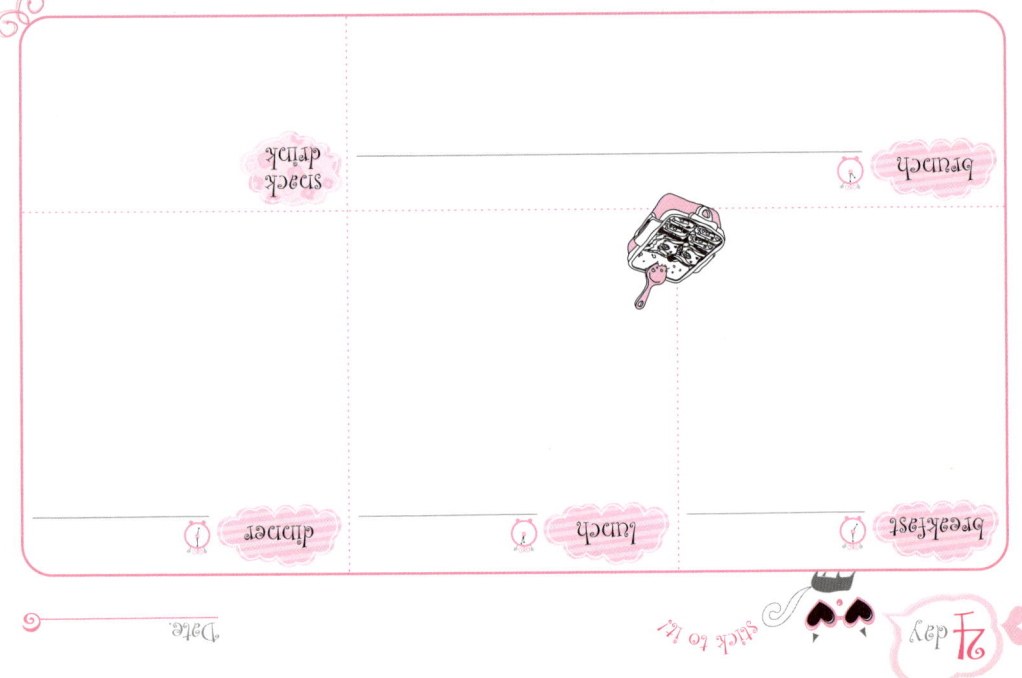

4 day

stick to it!

Date.

breakfast

lunch

dinner

brunch

snack
drink

허리둘레 ____________ 엉덩이둘레 ____________ 목둘레 ____________ 팔둘레 ____________

Today Check List

- ☐ 순환 주스 1~3잔
- ☐ 하루 1.5~2리터의 물
- ☐ 규칙적인 배변습관
- ☐ 순환 식재료 ____________
- ☐ 현미팥밥 ☐ 우엉차 ☐ 견과류와 씨앗류
- ☐ 당부하지수가 낮은 과일 ________을 ___회
- ☐ 생균제 식품 ____________
- ☐ 카페인 음료 ________을 ___회
- ☐ 설탕음료 0회
- ☐ 1회 30번 이상 꼭꼭 씹기
- ☐ 취침 시간 ___시 ___분
- ☐ 반신욕 15분
- ☐ 운동 시간 ________을 ___분

Today Diet Diary

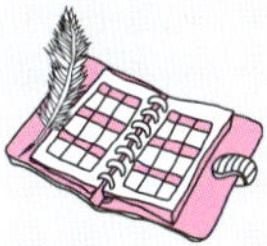

오늘의 한 줄 교훈

____

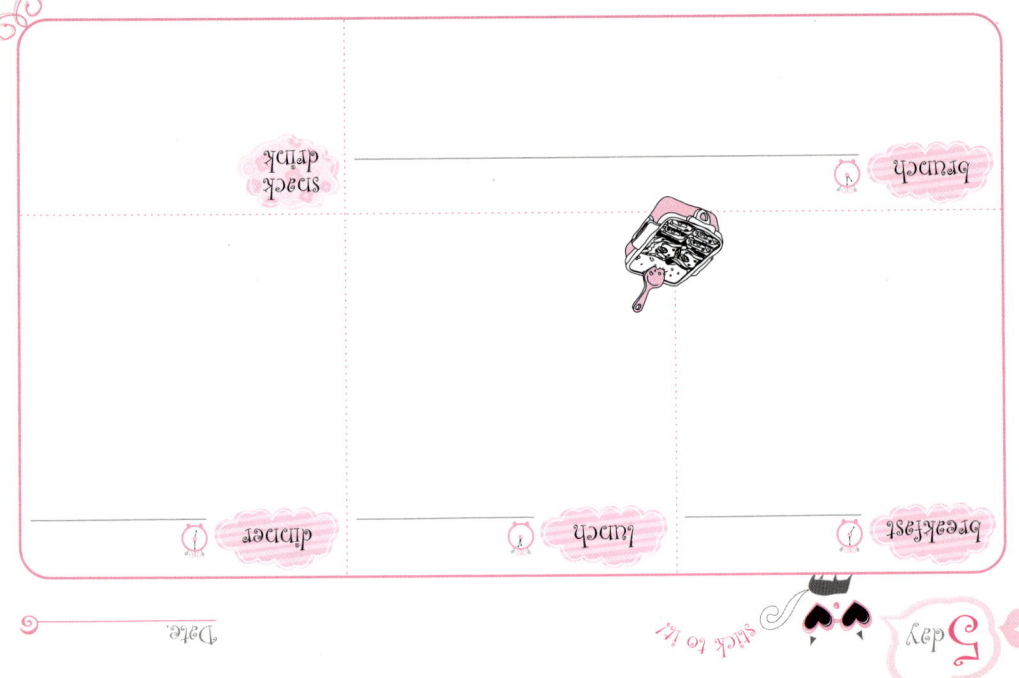

5 day

stick to it!

Date.

breakfast

lunch

dinner

brunch

snack
drink

허리둘레 __________ 엉덩이둘레 __________ 목둘레 __________ 팔둘레 __________

Today Check List

- [ ] 순환 주스 1~3잔
- [ ] 하루 1.5~2리터의 물
- [ ] 규칙적인 배변습관
- [ ] 순환 식재료 __________
- [ ] 현미팥밥 [ ] 우엉차 [ ] 견과류와 씨앗류
- [ ] 당부하지수가 낮은 과일 ______을 ___회
- [ ] 생균제 식품 __________
- [ ] 카페인 음료 ______을 ___회
- [ ] 설탕음료 0회
- [ ] 1회 30번 이상 꼭꼭 씹기
- [ ] 취침 시간 ___시 ___분
- [ ] 반신욕 15분
- [ ] 운동 시간 ______을 ___분

Today Diet Diary

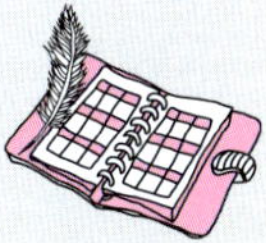

오늘의 한 줄 교훈

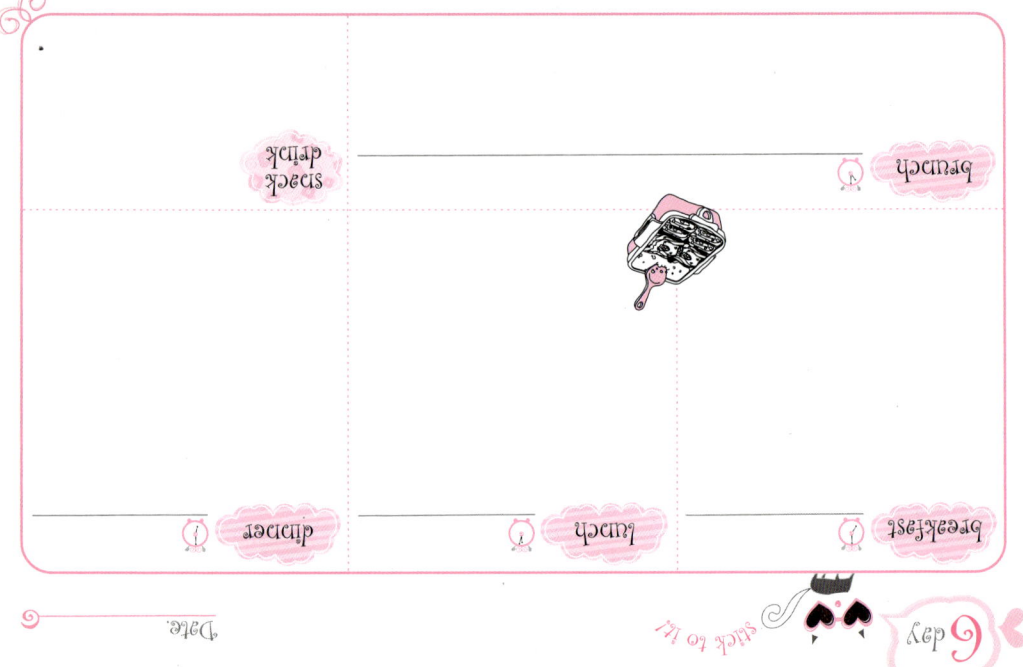

6 day stick to it!

Date.

breakfast

lunch

dinner

brunch

snack
drink

허리둘레 ____________ 엉덩이둘레 ____________ 목둘레 ____________ 팔둘레 ____________

Today Check List

- [ ] 순환 주스 1~3잔
- [ ] 하루 1.5~2리터의 물
- [ ] 규칙적인 배변습관
- [ ] 순환 식재료 ____________________
- [ ] 현미팥밥 [ ] 우엉차 [ ] 견과류와 씨앗류
- [ ] 당부하지수가 낮은 과일 __________을 ___회
- [ ] 생균제 식품 ____________________
- [ ] 카페인 음료 __________을 ___회
- [ ] 설탕음료 0회
- [ ] 1회 30번 이상 꼭꼭 씹기
- [ ] 취침 시간 ___시 ___분
- [ ] 반신욕 15분
- [ ] 운동 시간 __________을 ___분

Today Diet Diary

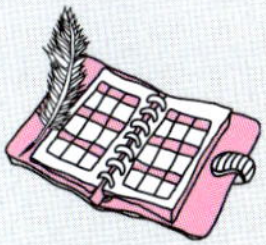

오늘의 한 줄 교훈

____

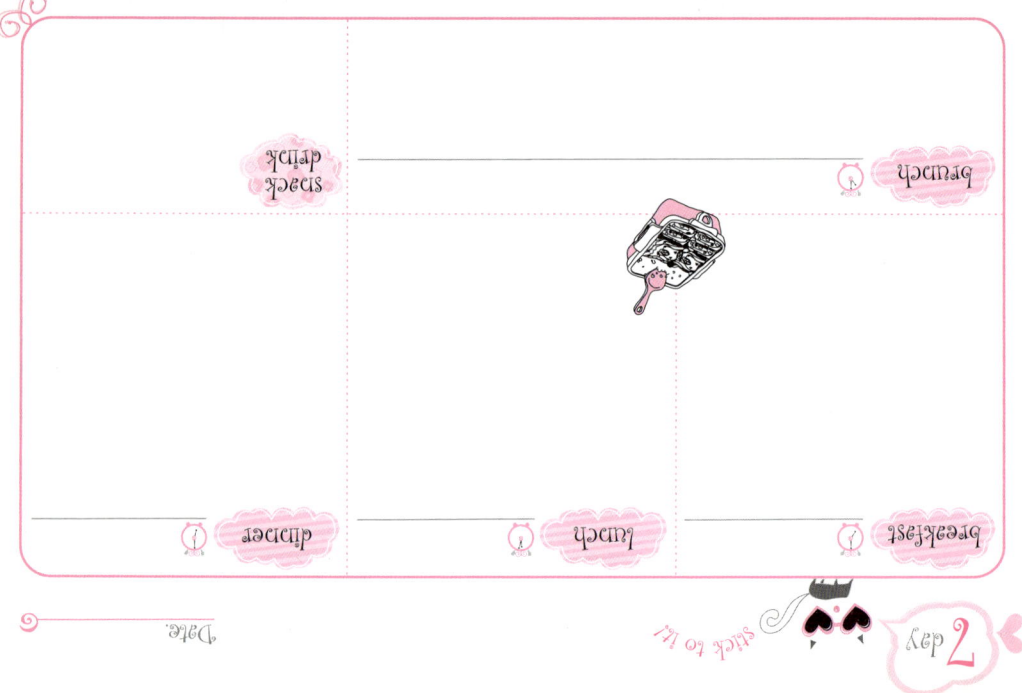

7 day

stick to it!

Date.

breakfast

lunch

dinner

brunch

snack
drink

허리둘레 ______ 엉덩이둘레 ______ 목둘레 ______ 팔둘레 ______

Today Check List

- [ ] 순환 주스 1~3잔
- [ ] 하루 1.5~2리터의 물
- [ ] 규칙적인 배변습관
- [ ] 순환 식재료 ______
- [ ] 현미팥밥 [ ] 우엉차 [ ] 견과류와 씨앗류
- [ ] 당부하지수가 낮은 과일 ______을 ___회
- [ ] 생균제 식품 ______
- [ ] 카페인 음료 ______을 ___회
- [ ] 설탕음료 0회
- [ ] 1회 30번 이상 꼭꼭 씹기
- [ ] 취침 시간 ___시 ___분
- [ ] 반신욕 15분
- [ ] 운동 시간 ______을 ___분

Today Diet Diary

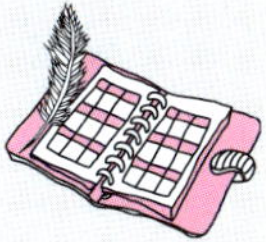

오늘의 한 줄 교훈

______

Now!

step ____________________

____________________ kg

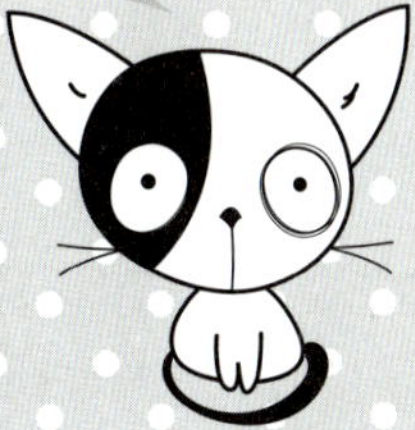

\- 2단계 끝~~~! -

살을 뺀다는 것은
몸속 어디에도 정체되지 않고 잘 순환할 수 있도록
일상의 습관을 만드는 것~!

흐름의 단계를 점검하는 두 번째 타임 캡슐~~~!

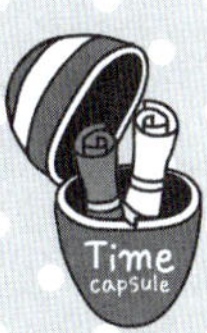

1. 하루 1.5~2리터의 물을 균일하게 조금씩 나눠 마시자. ☐
2. 신선한 채소와 과일 섭취를 위해 아침 식사는 샐러드와 주스를 먹자. ☐
3. 점심과 저녁 식사는 저염식으로 만들어 먹자. ☐
4. 매일 마시는 음료로 우엉차 2~3잔 이상을 수시로 마시자. ☐
5. 프로바이오틱스의 섭취를 위해 생균제 식품을 매일 먹자. ☐
6. 장속 유익한 균들의 먹이가 되는 프리바이오틱스 섭취를 위해 프락토 올리고당이나 이소말토 올리고당으로 음식의 단맛을 내자. ☐
7. 간식으로는 장속의 유익한 균들이 좋아하는 플레인 요거트 1개 + 사과 1/3개(또는 말린 크랜베리 7개)를 먹자. ☐
8. 순환 기능이 탁월한 현미 + 현미찹쌀 + 팥밥을 꼭꼭 씹으면서 먹자. ☐
9. 저염식 반찬 3가지를 일주일 분량으로 만들어 먹자. ☐
10. 신선한 샐러드를 먹을 때는 몸의 흐름을 좋게 하는 드레싱 3가지를 일주일 분량으로 만들어 먹자. ☐
11. 낮에는 자주 몸을 움직이고, 밤에는 충분한 잠을 자 내 몸의 순환 기능을 끌어올려 신진대사를 촉진하자. ☐
12. 스트레스 호르몬 코티졸이 나오지 않도록 설탕과 설탕음료를 버리자. ☐
13. 폭식을 방지하기 위해 반드시 혈당 관리를 하고, 혈당 관리에 나쁜 영향을 주는 백밀가루 음식들과 바나나를 많이 먹지 말자. ☐
14. 체지방을 줄이는 월수금 운동과 화목토 운동을 실천하자. ☐
15. 몸의 흐름을 좋게 하는 반신욕을 하자. ☐

Step 3 새로운 에너지를 보충하라!

이제부터 보충의 단계를 시작하세요.

내 몸이 진정으로 필요로 하는 영양소를 섭취해 새로운 에너지를 만들고 그 에너지가 제대로 쓰일 수 있도록 해야 합니다. 그러므로 에너지 균형 시스템이 올바르게 반복되도록 꼭 필요한 영양소를 섭취해야 합니다.

✤ 모든 음식을 만들 때는 저염식, 저유식, 저당식, 저수분 조리법인 〈4저(低) 조리법〉을 실천하세요.

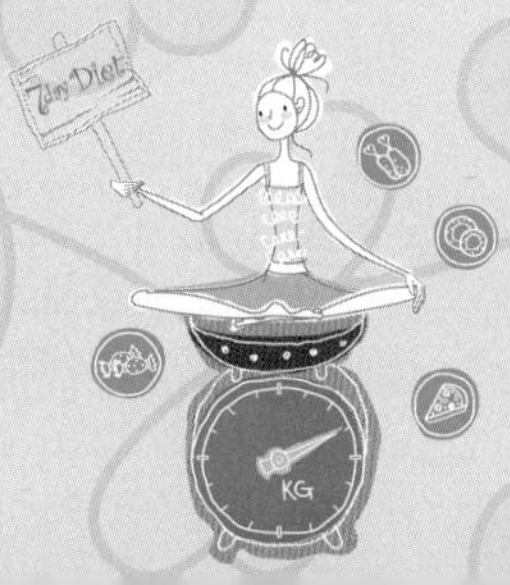

보충의 단계를 위한 일상의 실용 해법 7가지

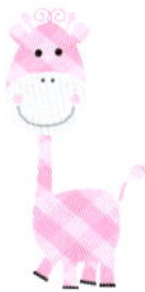

❶ 1:1:2의 영양 균형식단을 실천하자.

❷ 설탕과 소금 섭취를 줄이자.

❸ 칼로리 숫자보다 음식의 영양소와 조리법에 신경을 쓰자.

❹ 적어도 하루 1000mg의 칼슘을 꼭 먹자.

❺ 3단계부터는 단백질 중심의 식사를 하자.

❻ 신선한 과일과 채소를 샐러드로 먹자.

❼ 필수지방 + 미네랄 + 비타민 + 아미노산이 풍부한 호박씨를 먹자.

보충의 단계 장보기

Date.　　.　　.

구입품목	수량	유통기간	금액

총 합계 금액			

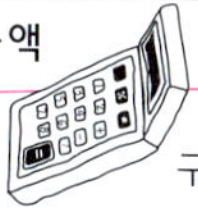

✻ 매주 특정한 날짜를 정해 단계별로 필요한 식재료를 구입하자. 알맞게 식재료를 구입하는 것도 과식을 막는 지름길~~~!

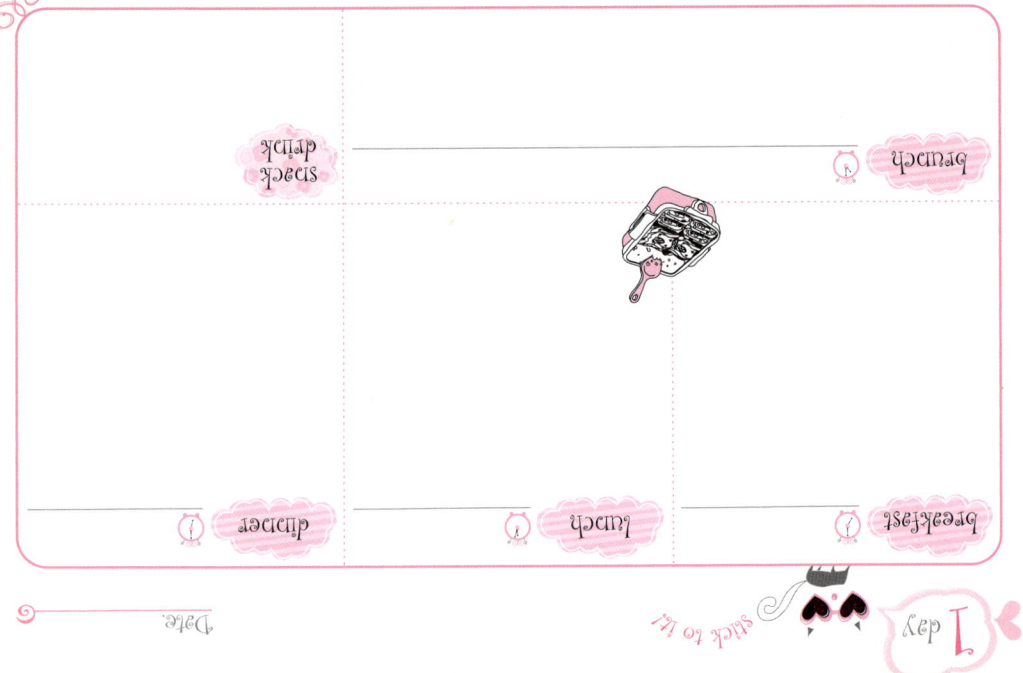

1 day

stick to it!

Date.

breakfast

lunch

dinner

brunch

snack
drink

허리둘레 ______ 엉덩이둘레 ______ 목둘레 ______ 팔둘레 ______

Today Check List

- [ ] 신선한 과일과 채소 먹기
- [ ] 하루 1.5~2리터의 물
- [ ] 규칙적인 배변습관
- [ ] 단백질 식재료 ______
- [ ] 현미검은콩밥 [ ] 연근차 [ ] 칼슘 식품
- [ ] 당부하지수가 낮은 과일 ______ 을 ___ 회
- [ ] 생균제 식품 ______
- [ ] 카페인 음료 ______ 을 ___ 회
- [ ] 설탕음료 0회
- [ ] 1회 30번 이상 꼭꼭 씹기
- [ ] 간식으로 검은깨 비스킷 또는 호박씨 한 줌 먹기
- [ ] 반신욕 15분
- [ ] 운동 시간 ______ 을 ___ 분

Today Diet Diary

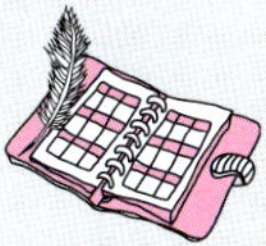

오늘의 한 줄 교훈

______

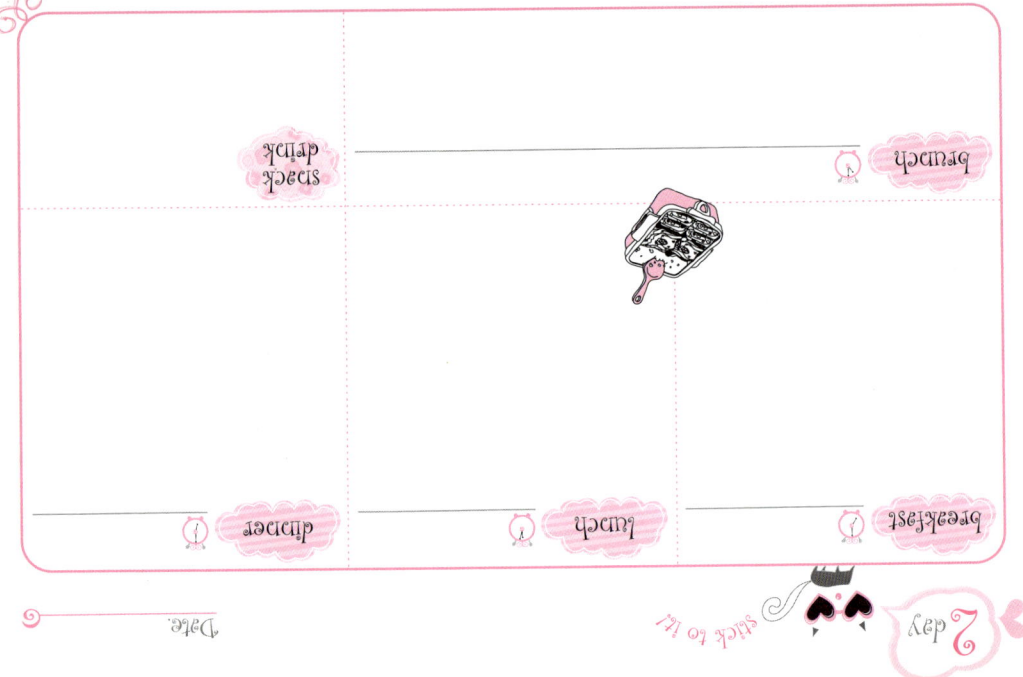

2 day

stick to it!

Date.

breakfast

lunch

dinner

brunch

snack
drink

허리둘레 ____________ 엉덩이둘레 ____________ 목둘레 ____________ 팔둘레 ____________

Today Check List

- [ ] 신선한 과일과 채소 먹기
- [ ] 하루 1.5~2리터의 물
- [ ] 규칙적인 배변습관
- [ ] 단백질 식재료 ____________
- [ ] 현미검은콩밥 [ ] 연근차 [ ] 칼슘 식품
- [ ] 당부하지수가 낮은 과일 ________을 ___회
- [ ] 생균제 식품 ____________
- [ ] 카페인 음료 ________을 ___회
- [ ] 설탕음료 0회
- [ ] 1회 30번 이상 꼭꼭 씹기
- [ ] 간식으로 검은깨 비스킷 또는 호박씨 한 줌 먹기
- [ ] 반신욕 15분
- [ ] 운동 시간 ________을 ___분

Today Diet Diary

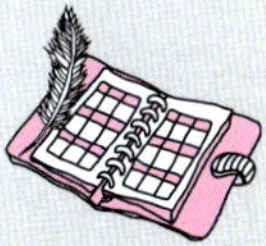

오늘의 한 줄 교훈

____

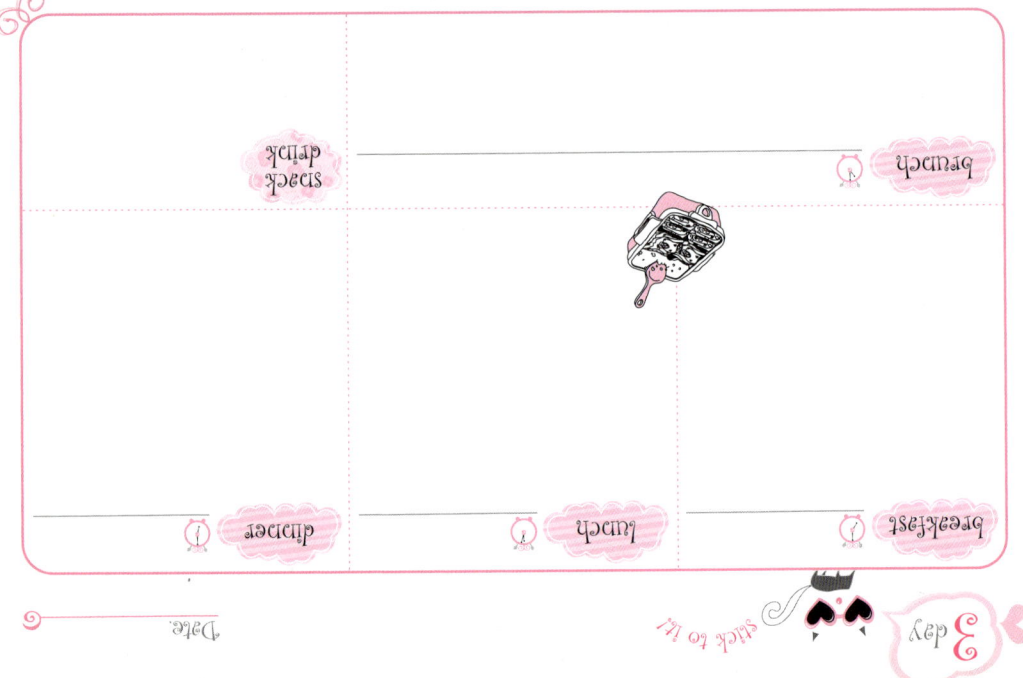

3 day

stick to it!

Date.

breakfast

lunch

dinner

brunch

snack drink

허리둘레 ________ 엉덩이둘레 ________ 목둘레 ________ 팔둘레 ________

Today Check List

☐ 신선한 과일과 채소 먹기

☐ 하루 1.5~2리터의 물

☐ 규칙적인 배변습관

☐ 단백질 식재료 ________

☐ 현미검은콩밥 ☐ 연근차 ☐ 칼슘 식품

☐ 당부하지수가 낮은 과일 ________을 ____회

☐ 생균제 식품 ________

☐ 카페인 음료 ________을 ____회

☐ 설탕음료 0회

☐ 1회 30번 이상 꼭꼭 씹기

☐ 간식으로 검은깨 비스킷 또는 호박씨 한 줌 먹기

☐ 반신욕 15분

☐ 운동 시간 ________을 ____분

Today Diet Diary

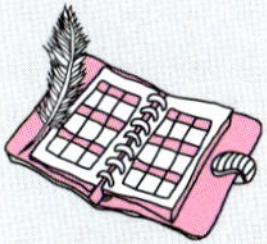

오늘의 한 줄 교훈

____

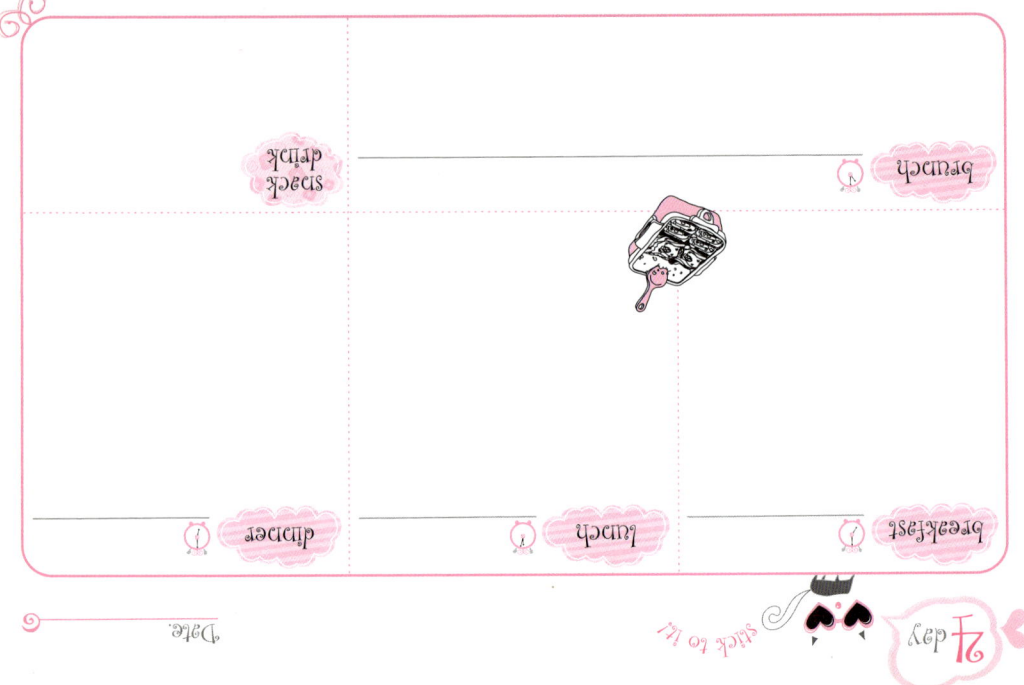

4 day

stick to it!

Date.

breakfast

lunch

dinner

brunch

snack
drink

허리둘레 ____________ 엉덩이둘레 ____________ 목둘레 ____________ 팔둘레 ____________

Today Check List

- ☐ 신선한 과일과 채소 먹기
- ☐ 하루 1.5~2리터의 물
- ☐ 규칙적인 배변습관
- ☐ 단백질 식재료 ____________
- ☐ 현미검은콩밥 ☐ 연근차 ☐ 칼슘 식품
- ☐ 당부하지수가 낮은 과일 ________을 ___회
- ☐ 생균제 식품 ____________
- ☐ 카페인 음료 ________을 ___회
- ☐ 설탕음료 0회
- ☐ 1회 30번 이상 꼭꼭 씹기
- ☐ 간식으로 검은깨 비스킷 또는 호박씨 한 줌 먹기
- ☐ 반신욕 15분
- ☐ 운동 시간 ________을 ___분

Today Diet Diary

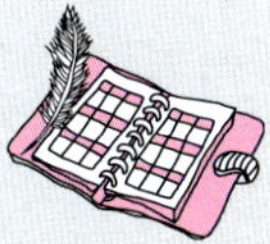

오늘의 한 줄 교훈

____

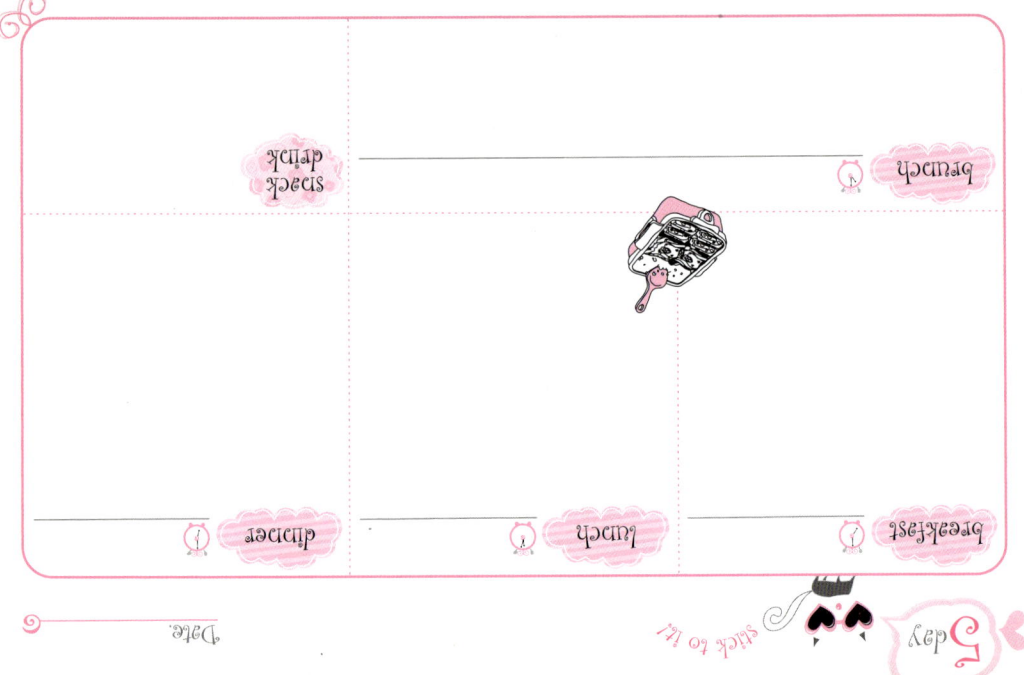

5 day

stick to it!

Date.

breakfast

lunch

dinner

brunch

snack drink

허리둘레 ______ 엉덩이둘레 ______ 목둘레 ______ 팔둘레 ______

Today Check List

- [ ] 신선한 과일과 채소 먹기
- [ ] 하루 1.5~2리터의 물
- [ ] 규칙적인 배변습관
- [ ] 단백질 식재료 ______
- [ ] 현미검은콩밥 [ ] 연근차 [ ] 칼슘 식품
- [ ] 당부하지수가 낮은 과일 ______을 ___회
- [ ] 생균제 식품 ______
- [ ] 카페인 음료 ______을 ___회
- [ ] 설탕음료 0회
- [ ] 1회 30번 이상 꼭꼭 씹기
- [ ] 간식으로 검은깨 비스킷 또는 호박씨 한 줌 먹기
- [ ] 반신욕 15분
- [ ] 운동 시간 ______을 ___분

Today Diet Diary

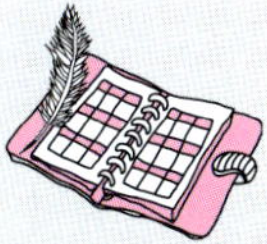

오늘의 한 줄 교훈

______

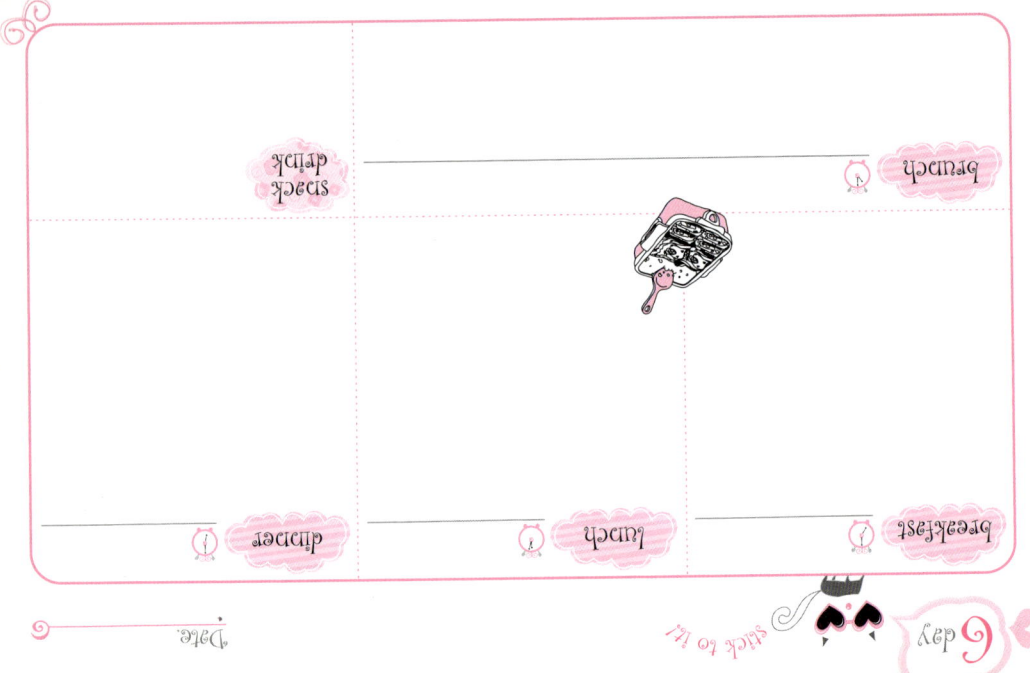

6 day

stick to it!

Date.

breakfast

lunch

dinner

brunch

snack drink

허리둘레 ________ 엉덩이둘레 ________ 목둘레 ________ 팔둘레 ________

Today Check List

- ☐ 신선한 과일과 채소 먹기
- ☐ 하루 1.5~2리터의 물
- ☐ 규칙적인 배변습관
- ☐ 단백질 식재료 ________
- ☐ 현미검은콩밥 ☐ 연근차 ☐ 칼슘 식품
- ☐ 당부하지수가 낮은 과일 ________을 ____회
- ☐ 생균제 식품 ________
- ☐ 카페인 음료 ________을 ____회
- ☐ 설탕음료 0회
- ☐ 1회 30번 이상 꼭꼭 씹기
- ☐ 간식으로 검은깨 비스킷 또는 호박씨 한 줌 먹기
- ☐ 반신욕 15분
- ☐ 운동 시간 ________을 ____분

Today Diet Diary

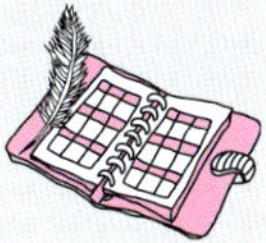

오늘의 한 줄 교훈

7 day

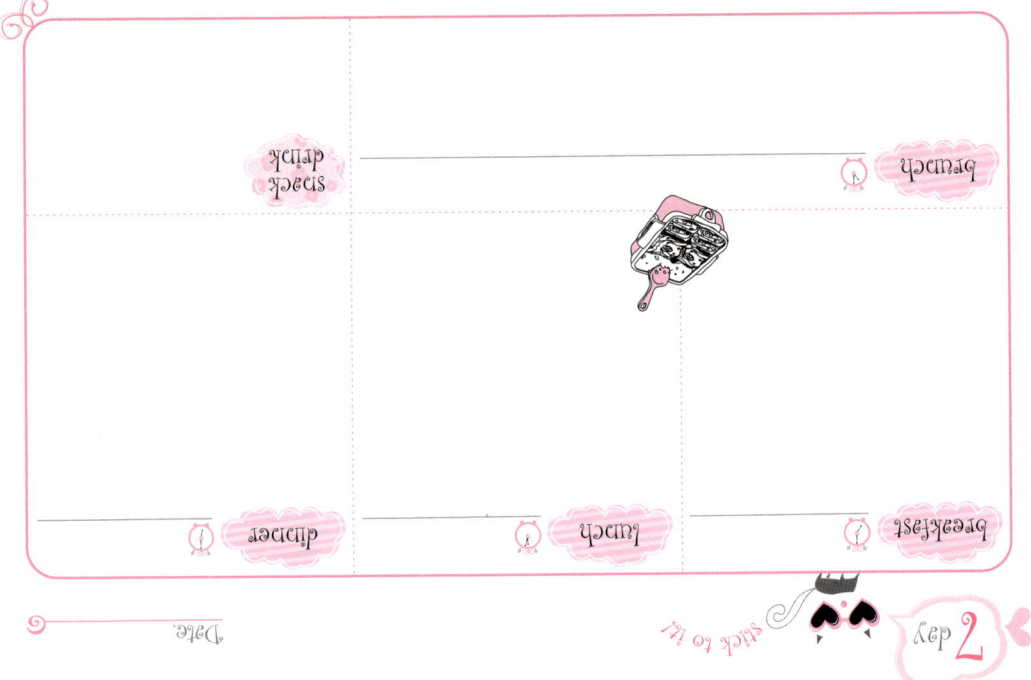

stick to it!

Date.

breakfast

lunch

dinner

brunch

snack
drink

허리둘레 ______ 엉덩이둘레 ______ 목둘레 ______ 팔둘레 ______

Today Check List

- [ ] 신선한 과일과 채소 먹기
- [ ] 하루 1.5~2리터의 물
- [ ] 규칙적인 배변습관
- [ ] 단백질 식재료 ______
- [ ] 현미검은콩밥 [ ] 연근차 [ ] 칼슘 식품
- [ ] 당부하지수가 낮은 과일 ______을 ___회
- [ ] 생균제 식품 ______
- [ ] 카페인 음료 ______을 ___회
- [ ] 설탕음료 0회
- [ ] 1회 30번 이상 꼭꼭 씹기
- [ ] 간식으로 검은깨 비스킷 또는 호박씨 한 줌 먹기
- [ ] 반신욕 15분
- [ ] 운동 시간 ______을 ___분

Today Diet Diary

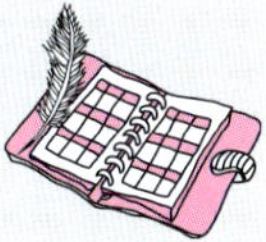

오늘의 한 줄 교훈

Now!

step ______________

______________ kg

- 3단계 끝~~~! -

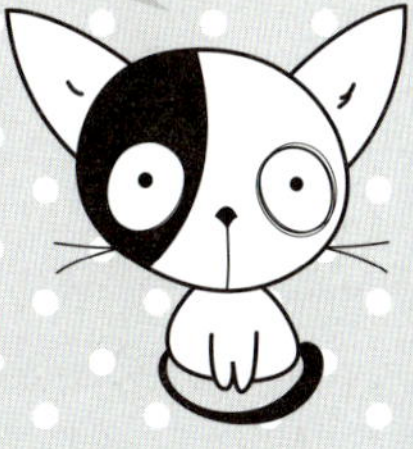

살을 뺀다는 것은
내 몸에 꼭 필요한 영양소로 새로운 에너지를 보충해
몸이 제대로 사용하게 만드는 것~!

보충의 단계를 점검하는 마지막 타임 캡슐~~~!

❶ 하루 1.5~2리터의 물을 균일하게 조금씩 나눠 마시자. □
❷ 매끼 단백질 섭취를 좀 더 중요하게 생각하고 5대 영양소를 골고루 섭취할 수 있는 1:1:2의 영양 균형 식단에 적응하자. □
❸ 음식은 저염식, 저당식, 저유식, 저수분 조리법으로 만들자. □
❹ 매일 마시는 음료로 연근차 2~3잔 이상을 수시로 마시자. □
❺ 프로바이오틱스 섭취를 위해 생균제 식품을 매일 먹자. □
❻ 장속 유익한 균들의 먹이가 되는 프리바이오틱스 섭취를 위해 프락토 올리고당이나 이소말토 올리고당으로 음식의 단맛을 내자. □
❼ 장속의 유익한 균들이 좋아하는 플레인 요거트 1개를 매일 먹자. □
❽ 단백질 섭취를 위한 현미 + 현미찹쌀 + 검은콩밥을 먹자. □
❾ 단백질 섭취와 대사를 위한 밑반찬 2가지를 저염식으로 만들고 만들 때는 일주일 분량으로 만들어 대부분의 식사 시 먹도록 하자. □
❿ 검은깨 비스킷을 일주일 분량으로 만들어 과자가 먹고 싶을 때 먹자. □
⓫ 낮에는 자주 몸을 움직이고, 밤에는 충분한 잠을 자 내 몸의 순환 기능을 올려 에너지대사를 촉진하자. □
⓬ 스트레스 호르몬 코티졸이 나오지 않도록 설탕과 설탕음료를 버리자. □
⓭ 폭식을 방지하기 위해서 반드시 혈당 관리를 하고 혈당 관리에 나쁜 영향을 주는 백밀가루 음식들과 바나나를 많이 먹지 말자. □
⓮ 에너지대사를 높이는 월수금 운동과 화목토 운동을 실천하자. □
⓯ 몸의 흐름을 좋게하는 반신욕을 하자. □

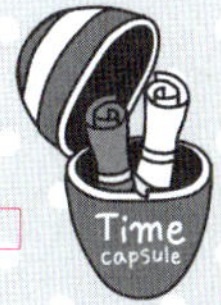

Finish 7일간의 완성과 유지!

이제부터 일상으로 돌아갈 준비를 하세요.

지금까지 비우고, 순환하고, 보충했다면
일상에서의 요요를 방지하는 1:1:2 영양 균형 식단을 실천합니다.
특히 음식 과민증을 주의하기 위해 자신에게 맞는 식재료를 꼭 찾아야 합니다.

✤ 모든 음식을 만들 때는 저염식, 저유식, 저당식, 저수분 조리법인 〈4저(低) 조리법〉을 실천하세요.

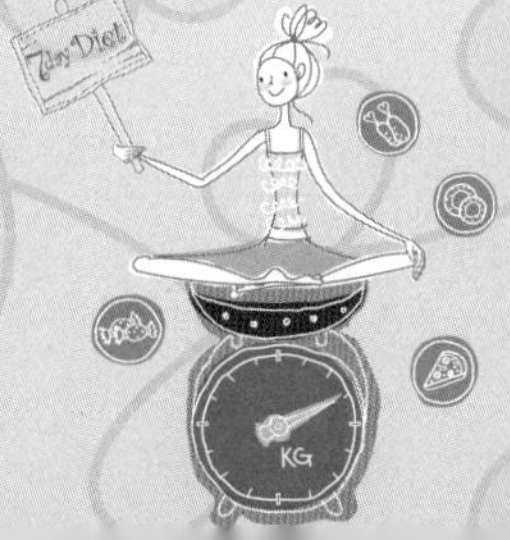

요요를 방지하는 실용 해법 7가지

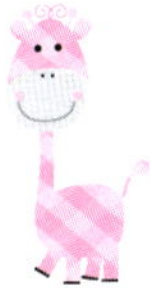

❶ 물 먹는 습관을 계속 유지하자.

❷ 운동과 15분간의 반신욕을 꾸준히 실천하자.

❸ 내게 맞는 식재료를 찾아 1:1:2의 영양 균형 식사법을 지키자.

❹ 해독의 기본인 규칙적인 배변습관을 유지하자.

❺ 피를 탁하게 하고 탈수증상의 원인이 되는 차, 커피, 탄산음료, 설탕음료는 삼가자.

❻ 1회 30번 이상 꼭꼭 씹어 먹는 습관을 유지하자.

❼ 스트레스 호르몬을 줄이는 호박씨를 꾸준히 먹고
늦어도 12시 이전에 꼭 잠을 자자.

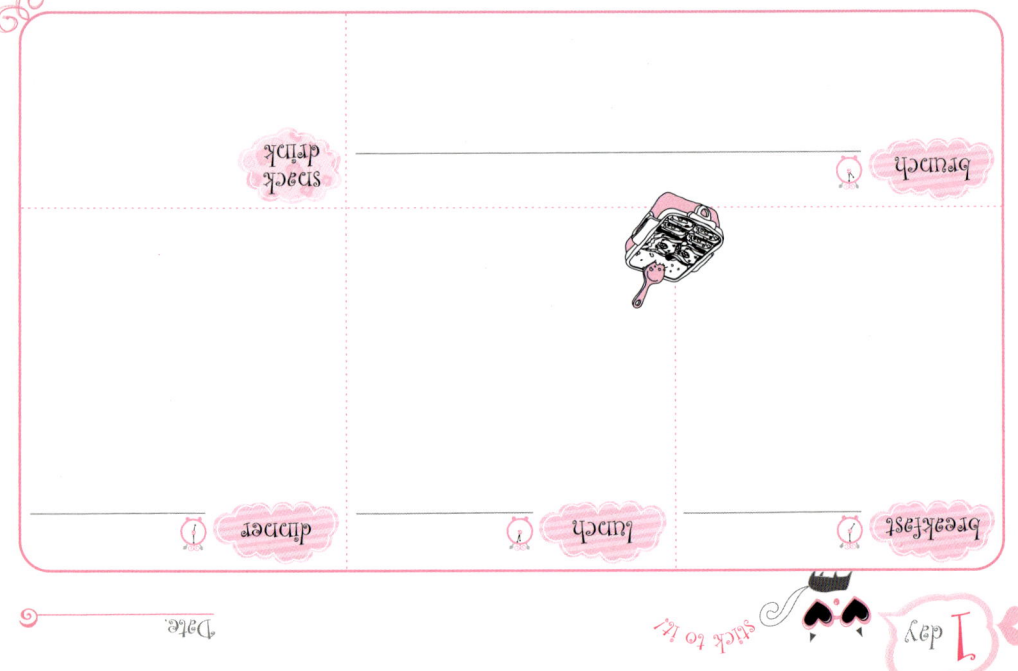

1 day

stick to it!

Date.

breakfast

lunch

dinner

brunch

snack drink

허리둘레 ____________ 엉덩이둘레 ____________ 목둘레 ____________ 팔둘레 ____________

Today check List

- [ ] 하루 1.5~2리터의 물
- [ ] 호박씨 먹기
- [ ] 규칙적인 배변습관
- [ ] 생균제 식품 ____________
- [ ] ____________ 중심의 1:1:2 아침 식단
- [ ] ____________ 중심의 1:1:2 점심 식단
- [ ] ____________ 중심의 1:1:2 저녁 식단
- [ ] 당부하지수가 낮은 과일 ________을 ___회
- [ ] 카페인 음료 ________을 ___회
- [ ] 설탕 및 탄산음료 0회
- [ ] 1회 30번 이상 꼭꼭 씹기
- [ ] 반신욕 15분
- [ ] 취침 시간 ___시 ___분
- [ ] 운동 시간 ________을 ___분

Today Diet Diary

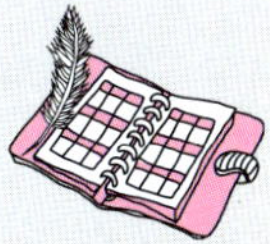

오늘의 한 줄 교훈

____

Finish 1 2 3 4 5 6 7

2 day

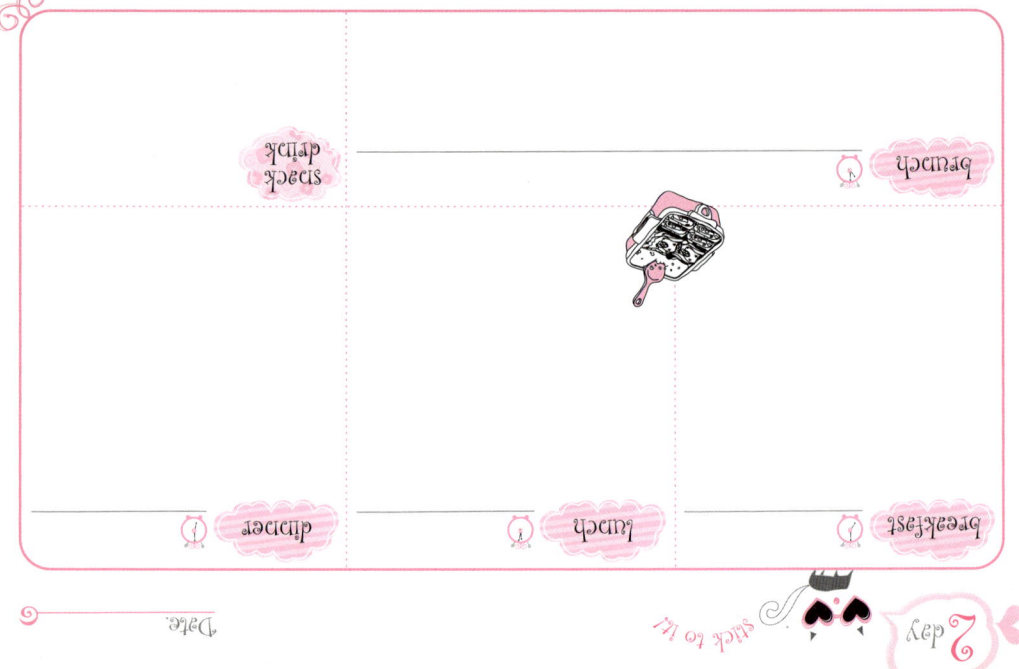

stick to it!

Date.

breakfast

lunch

dinner

brunch

snack
drink

허리둘레 ______ 엉덩이둘레 ______ 목둘레 ______ 팔둘레 ______

Today Check List

- [ ] 하루 1.5~2리터의 물
- [ ] 호박씨 먹기
- [ ] 규칙적인 배변습관
- [ ] 생균제 식품 ______
- [ ] ______ 중심의 1:1:2 아침 식단
- [ ] ______ 중심의 1:1:2 점심 식단
- [ ] ______ 중심의 1:1:2 저녁 식단
- [ ] 당부하지수가 낮은 과일 ______을 ___회
- [ ] 카페인 음료 ______을 ___회
- [ ] 설탕 및 탄산음료 0회
- [ ] 1회 30번 이상 꼭꼭 씹기
- [ ] 반신욕 15분
- [ ] 취침 시간 ___시 ___분
- [ ] 운동 시간 ______을 ___분

Today Diet Diary

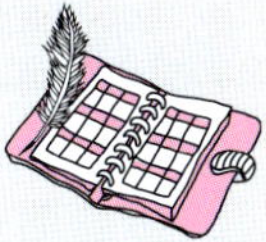

오늘의 한 줄 교훈

______

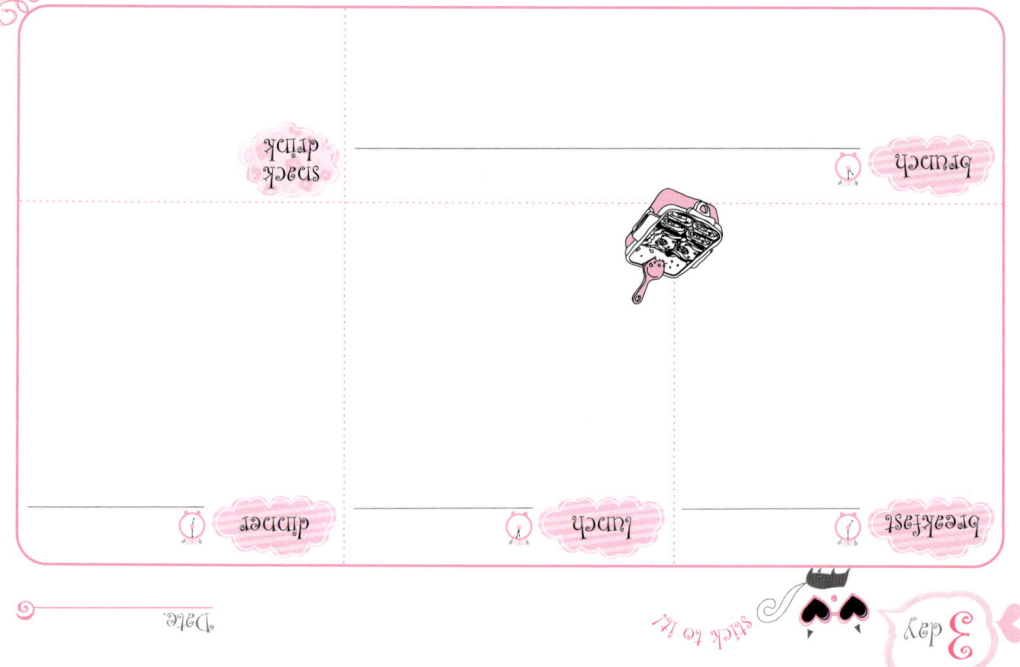

3 day

stick to it!

Date.

breakfast

lunch

dinner

brunch

snack
drink

허리둘레 ____________ 엉덩이둘레 ____________ 목둘레 ____________ 팔둘레 ____________

Today Check List

- [ ] 하루 1.5~2리터의 물
- [ ] 호박씨 먹기
- [ ] 규칙적인 배변습관
- [ ] 생균제 식품 ____________
- [ ] ____________ 중심의 1:1:2 아침 식단
- [ ] ____________ 중심의 1:1:2 점심 식단
- [ ] ____________ 중심의 1:1:2 저녁 식단
- [ ] 당부하지수가 낮은 과일 ________을 ___회
- [ ] 카페인 음료 ________을 ___회
- [ ] 설탕 및 탄산음료 0회
- [ ] 1회 30번 이상 꼭꼭 씹기
- [ ] 반신욕 15분
- [ ] 취침 시간 ___시 ___분
- [ ] 운동 시간 ________을 ___분

Today Diet Diary

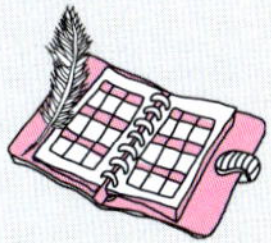

오늘의 한 줄 교훈

____

4 day

stick to it!

Date.

breakfast	lunch	dinner

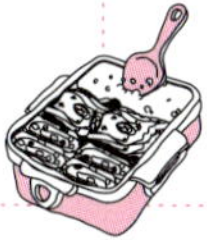

brunch	snack drink

허리둘레 ______ 엉덩이둘레 ______ 목둘레 ______ 팔둘레 ______

Today Check List

- [ ] 하루 1.5~2리터의 물
- [ ] 호박씨 먹기
- [ ] 규칙적인 배변습관
- [ ] 생균제 식품 ______
- [ ] ______ 중심의 1:1:2 아침 식단
- [ ] ______ 중심의 1:1:2 점심 식단
- [ ] ______ 중심의 1:1:2 저녁 식단
- [ ] 당부하지수가 낮은 과일 ______을 ___회
- [ ] 카페인 음료 ______을 ___회
- [ ] 설탕 및 탄산음료 0회
- [ ] 1회 30번 이상 꼭꼭 씹기
- [ ] 반신욕 15분
- [ ] 취침 시간 ___시 ___분
- [ ] 운동 시간 ______을 ___분

Today Diet Diary

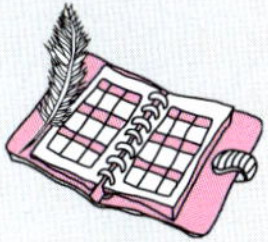

오늘의 한 줄 교훈

______

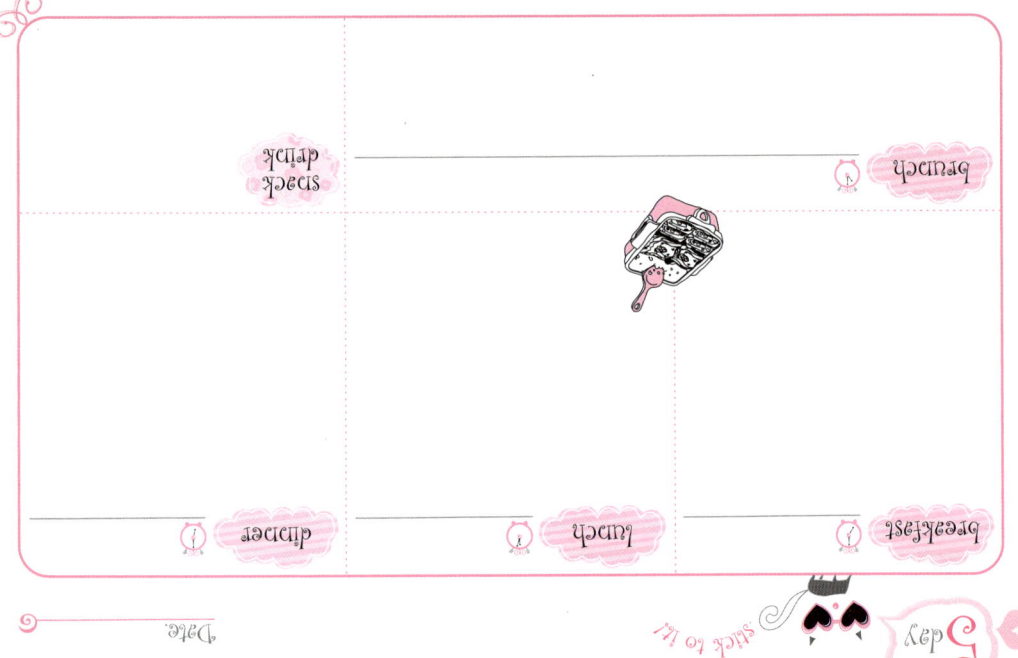

5 day

stick to it!

Date.

breakfast

lunch

dinner

brunch

snack
drink

허리둘레 ______________ 엉덩이둘레 ______________ 목둘레 ______________ 팔둘레 ______________

Today Check List

- [ ] 하루 1.5~2리터의 물
- [ ] 호박씨 먹기
- [ ] 규칙적인 배변습관
- [ ] 생균제 식품 ______________________
- [ ] ________________ 중심의 1:1:2 아침 식단
- [ ] ________________ 중심의 1:1:2 점심 식단
- [ ] ________________ 중심의 1:1:2 저녁 식단
- [ ] 당부하지수가 낮은 과일 ________을 ___회
- [ ] 카페인 음료 ________을 ___회
- [ ] 설탕 및 탄산음료 0회
- [ ] 1회 30번 이상 꼭꼭 씹기
- [ ] 반신욕 15분
- [ ] 취침 시간 ___시 ___분
- [ ] 운동 시간 ________을 ___분

Today Diet Diary

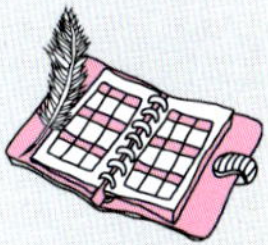

오늘의 한 줄 교훈

____

Finish 1 2 3 4 **5** 6 7

6 day

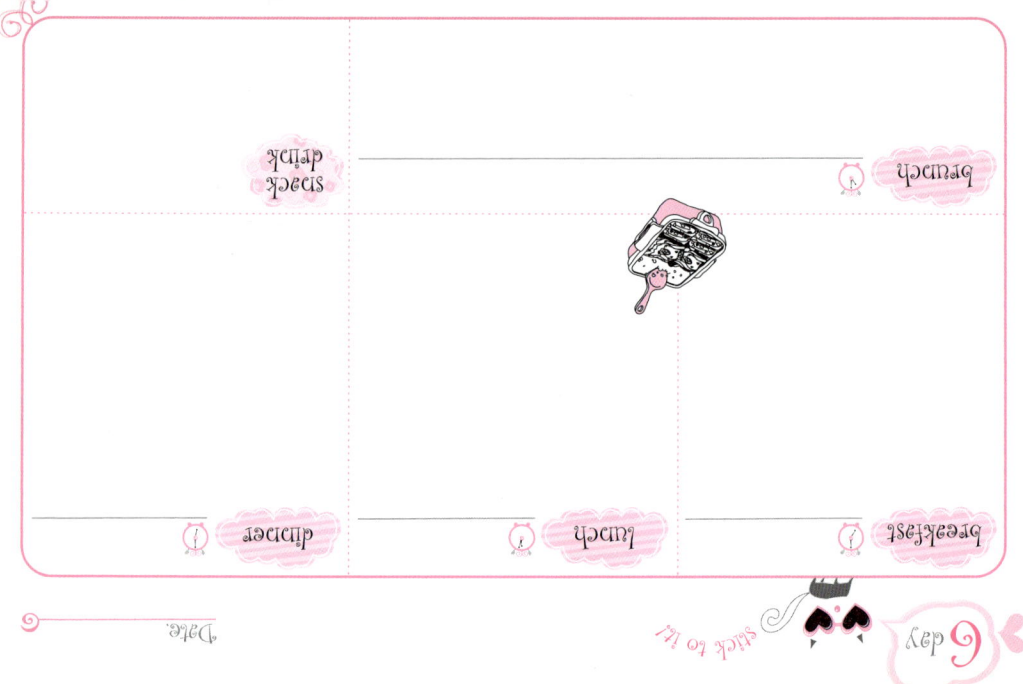

stick to it!

Date.

breakfast

lunch

dinner

brunch

snack
drink

허리둘레 ____________ 엉덩이둘레 ____________ 목둘레 ____________ 팔둘레 ____________

Today Check List

- [ ] 하루 1.5~2리터의 물
- [ ] 호박씨 먹기
- [ ] 규칙적인 배변습관
- [ ] 생균제 식품 ____________
- [ ] ____________ 중심의 1:1:2 아침 식단
- [ ] ____________ 중심의 1:1:2 점심 식단
- [ ] ____________ 중심의 1:1:2 저녁 식단
- [ ] 당부하지수가 낮은 과일 ________을 ___회
- [ ] 카페인 음료 ________을 ___회
- [ ] 설탕 및 탄산음료 0회
- [ ] 1회 30번 이상 꼭꼭 씹기
- [ ] 반신욕 15분
- [ ] 취침 시간 ___시 ___분
- [ ] 운동 시간 ________을 ___분

Today Diet Diary

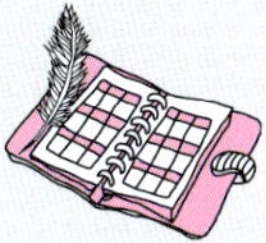

오늘의 한 줄 교훈

____

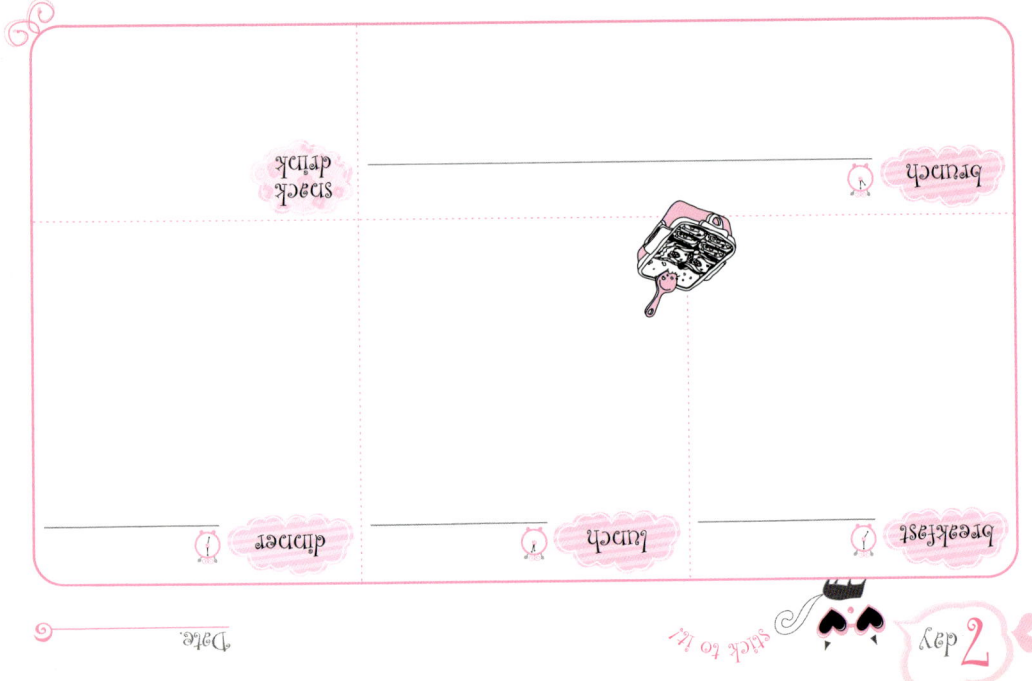

7 day

stick to it!

Date.

breakfast

lunch

dinner

brunch

snack
drink

허리둘레 ________ 엉덩이둘레 ________ 목둘레 ________ 팔둘레 ________

Today Check List

- [ ] 하루 1.5~2리터의 물
- [ ] 호박씨 먹기
- [ ] 규칙적인 배변습관
- [ ] 생균제 식품 ________
- [ ] ________ 중심의 1:1:2 아침 식단
- [ ] ________ 중심의 1:1:2 점심 식단
- [ ] ________ 중심의 1:1:2 저녁 식단
- [ ] 당부하지수가 낮은 과일 ________을 ___회
- [ ] 카페인 음료 ________을 ___회
- [ ] 설탕 및 탄산음료 0회
- [ ] 1회 30번 이상 꼭꼭 씹기
- [ ] 반신욕 15분
- [ ] 취침 시간 ___시 ___분
- [ ] 운동 시간 ________을 ___분

Today Diet Diary

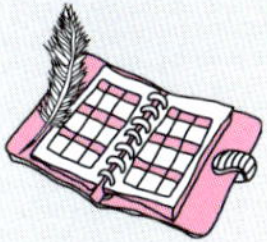

오늘의 한 줄 교훈

____

Finish 1 2 3 4 5 6 7

After

현재의 내 몸 점검하기

7일 다이어트를 종료하면서 현재 내 몸의 상태를 점검하세요.
1달간 어떤 변화가 생겼는지 각 항목을 하나씩 체크해 보세요.

다음의 질문을 읽고 '예' 라고 생각하면 □에 ☑라고 표기하면 됩니다. '아니오' 일 경우에는 체크하지 않아도 됩니다.

❶ 아침에 일어나면 미지근한 물을 1컵 이상 꿀꺽꿀꺽 시원하게 마신다. □

❷ 음식을 먹을 때 천천히 꼭꼭 씹어 먹는 편이다. □

❸ 입 냄새가 심하게 나지 않는 편이다. □

❹ 아침 식사는 꼭 챙겨 먹는다. □

❺ 신선한 과일을 다양하게 먹는 편이다. □

❻ 아침, 점심, 저녁 식사 중 어느 한 끼라도 바나나만을 여러 개 먹지는 않는다. □

❼ 정제된 백밀가루로 만든 음식은 별로 즐기지 않는다. ☐
❽ 정제된 백밀가루로 만든 비스킷과 빵을 하루에 2회 이상 먹지 않는다. ☐
❾ 평소 속이 쓰리거나 메스껍지 않고 잘 체하지도 않는다. ☐
❿ 음식을 섭취한 직후 배가 빵빵해지는 복부 팽만감을 느낀 적이 없다. ☐
⓫ 설사와 변비를 반복하지 않고 규칙적으로 대변을 본다. ☐
⓬ 밥을 먹은 후에 별로 졸리지 않는다. ☐
⓭ 트림과 방귀를 자주 하지 않는다. ☐
⓮ 얼굴과 몸에 뾰루지나 여드름 같은 염증이 잘 생기지 않는다. ☐
⓯ 항생제와 항염제를 자주 복용하지 않는다. ☐
⓰ 항생제와 항염제를 복용했을 때에는 꼭 생균제(Probiotics) 식품을 챙겨 먹는다. ☐
⓱ 매일 생균제 식품 한 가지를 꼭 챙겨 먹는 편이다. ☐
⓲ 매일 카페인이 함유된 커피나 녹차, 홍차 등을 많이 마시지 않는다. ☐

⑲ 집에서 자주 혼자 술을 마시거나 술자리를 갖지 않는다. ☐

⑳ 설탕이 많이 들어간 시리얼과 간식, 반찬 등의 식품을 먹지 않는 편이다. ☐

㉑ 씨앗류와 견과류를 간식과 음식으로 매일 꾸준히 먹는다. ☐

㉒ 운동은 꾸준하게 적절한 시간 동안 한다. ☐

㉓ 즐겁게 지내려고 노력하는 편이다. ☐

㉔ 닭가슴살 등 동물성 단백질을 먹을 때는 꼭 현미밥을 함께 먹는다. ☐

㉕ 녹황색 · 뿌리 · 십자화과 채소(양배추, 브로콜리 등) 등 다양한 채소를 골고루 먹는 편이다. ☐

㉖ 평소 나트륨 섭취를 줄이고자 저염식을 실천하는 편이다. ☐

㉗ 마인드 컨트롤을 잘하는 편이다. ☐

㉘ 외식과 기름에 튀긴 음식을 즐기지 않는 편이다. ☐

㉙ 음식을 보다 건강하게 먹기 위해 건강한 조리법을 실행하고 있다. ☐

㉚ 잠을 충분히 편안하게 잔다. ☐

'예' 라고 체크한 항목의 점수는 각 1점씩입니다. 모두 합산한 점수를 확인한 후 현재 내 몸의 상태를 점검하도록 합니다.

나의 점수는? ______________

♥ 22~30점인 나는? 건강한 상태입니다. 현재 내게 필요한 것이 무엇인지 누구보다 잘 알고 있습니다. 그것만 주의하면 됩니다. 7일 다이어트 프로그램을 통해 나의 건강지수를 올리는 계기가 되었습니다. 또 원하는 만큼 체중 감량의 목표를 달성했습니다.

♥ 15~21점인 나는? 비교적 건강한 상태가 되었습니다. 현재의 내 모습을 냉철하게 판단하고 좀 더 영리하게 내 몸을 관리하면 됩니다. 7일 다이어트 프로그램이 좋은 동기부여가 되었나요? 자신의 약점을 다시 한 번 돌아보고 꾸준함을 가지면 더 완벽하게 목표를 달성할 수 있습니다.

♥ 8~14점인 나는? 당신의 건강지수를 올리는 데 다소 실패한 것 같습니다. 그러나 얼마든지 건강한 몸으로 만들 수 있습니다. '뭐 어때, 괜찮아' 식의 기분파이거나 다소 우유부단한 성격이 실패의 원인이 되었을 수도 있으니 좀 더 강한 의지를 가질 필요가 있습니다. 앞으로는 꾸준함이 돋보이는 당신으로 바뀌길 바랍니다. 그리고 다시 시작하세요.

♥ 0~7점인 나는? 미안하지만 당신의 건강은 아직도 위험하군요. 현실을 직시하고 7일 다이어트 프로그램을 통해 꼭 건강한 몸을 만들기 바랍니다. 체중 감량이 곧 건강의 척도임을 꼭 명심하세요.

♥ 7일 다이어트 종료하는 날

♥ 7일 다이어트 종료하는 날의 몸무게

♥ 7일 다이어트 종료하는 날의 허리둘레

♥ 7일 다이어트 종료하는 날의 엉덩이둘레

♥ 7일 다이어트 종료하는 날의 목둘레

♥ 7일 다이어트 종료하는 날의 팔둘레

♥ 7일 다이어트를 실천하는 동안 바뀌지 않은 나의 습관

♥ 7일 다이어트를 실천하는 동안 가장 많이 바뀐 나의 좋은 습관을 쭉 유지하자!

지금까지 7일 다이어트를 잘 실행해 온 자신에게 격려를 보내자. 시작할 때와 비교해 나쁜 습관은 얼마나 바뀌었는지 또 그중 가장 많이 변한 것은 무엇인지 적어보자. 그리고 적은 내용 중 좋은 습관이 생겼다면 앞으로도 계속 유지하자.

Now!

step ____________________

____________________ kg

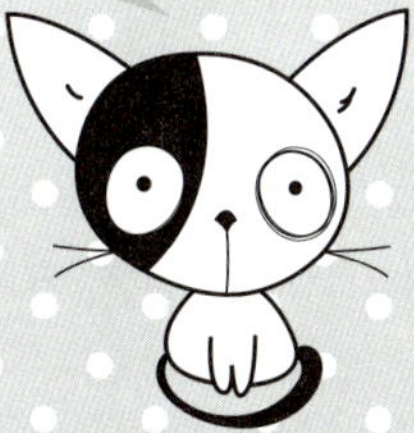

- 7일 다이어트 완료~~~! -

요요를 방지하는 최고의 해법은
바로 좋은 습관을 유지하는 꾸준함에 있는 것~!

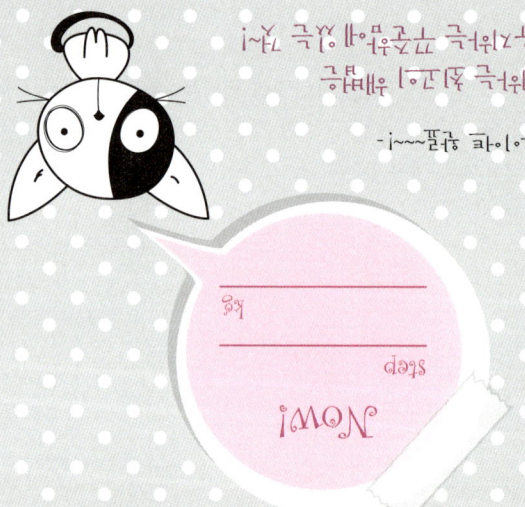

kg

+3.0
+2.5
+2.0
+1.5
+1.0
+0.5
kg
−0.5
−1.0
−1.5
−2.0
−2.5
−3.0
−3.5
−4.0
−4.5
−5.0

7day Diet Start! 1 2 3 4 5 6 **7** 8 9 10 11 12 13 **14** 15 16 17 18 19 20 **21** 22 23 24 25 26 27 **28** Day

	Step 1	Step 2	Step 3	Finish
7일째 허리둘레 ···				
7일째 엉덩이둘레 ···				
7일째 목둘레 ···				
7일째 팔둘레 ···				

내 몸의 변화를 기록하자!

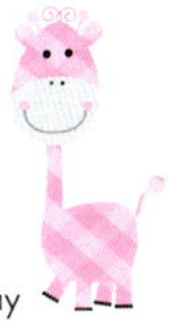

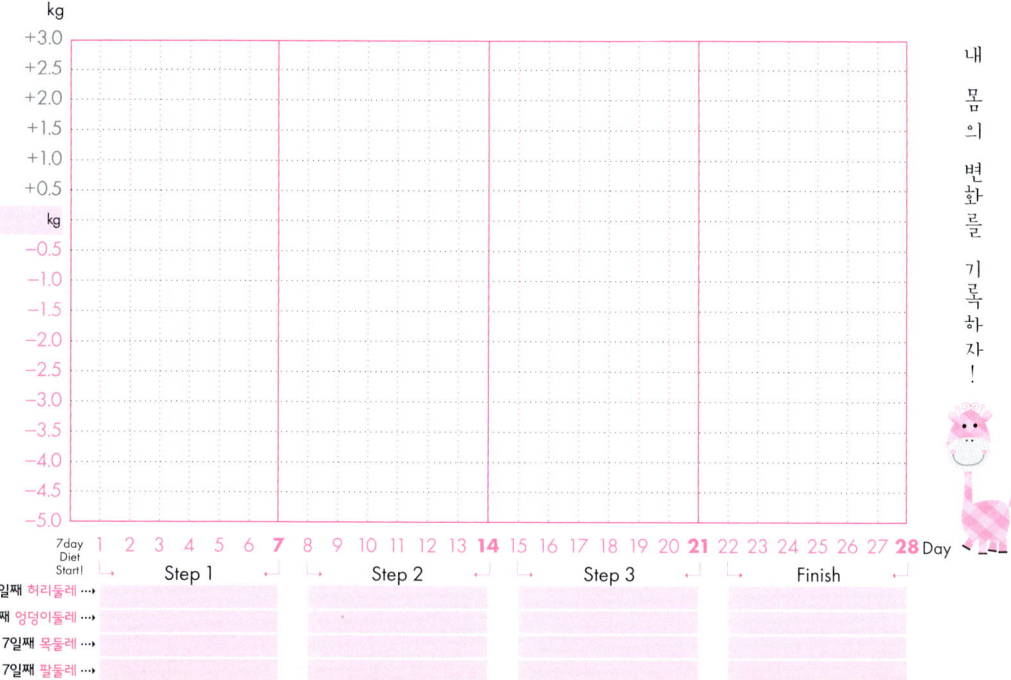

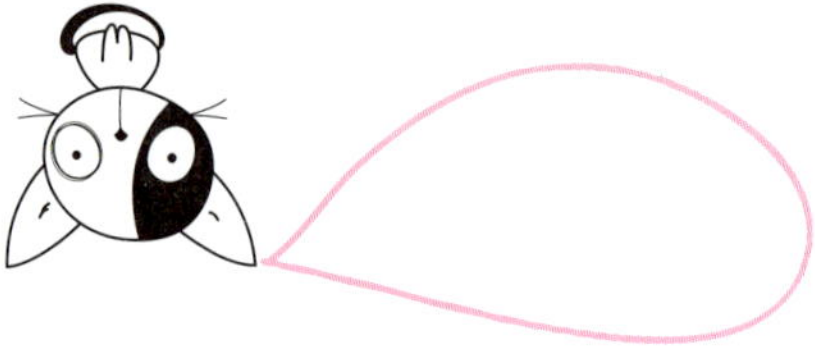

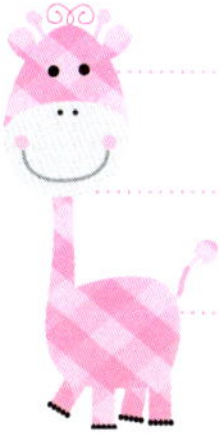

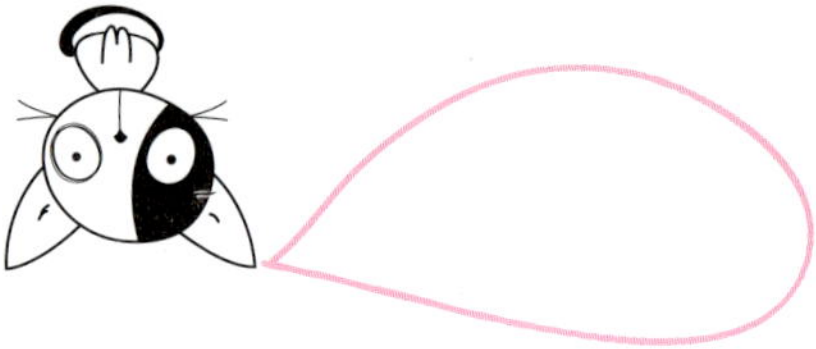

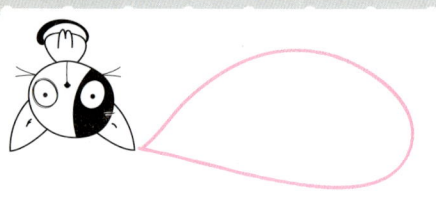

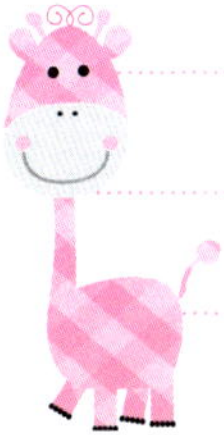

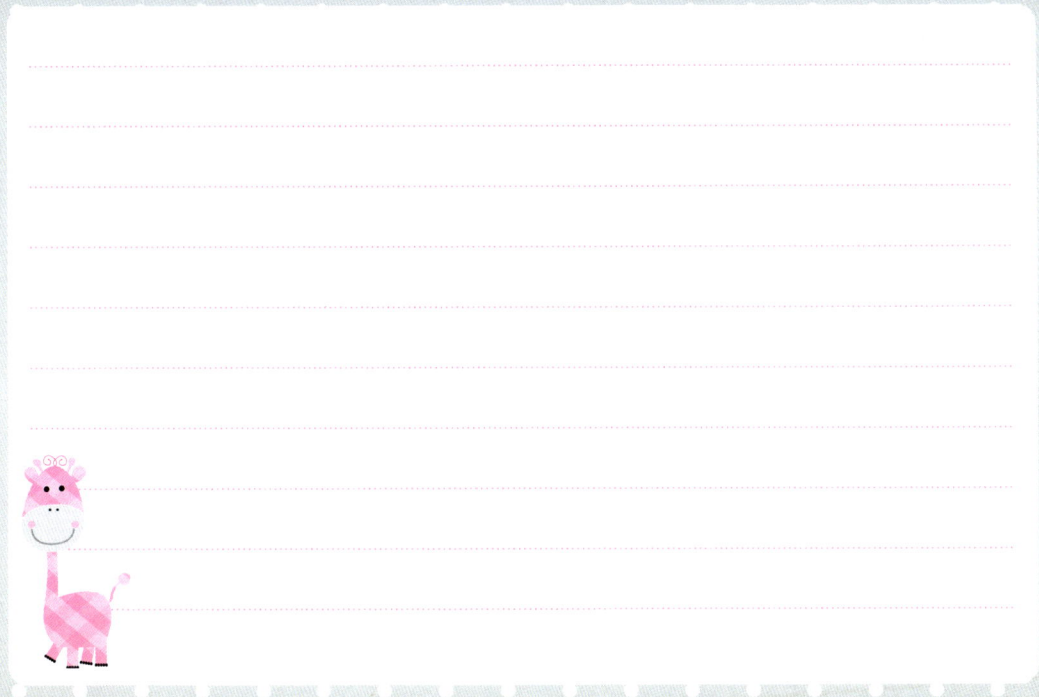

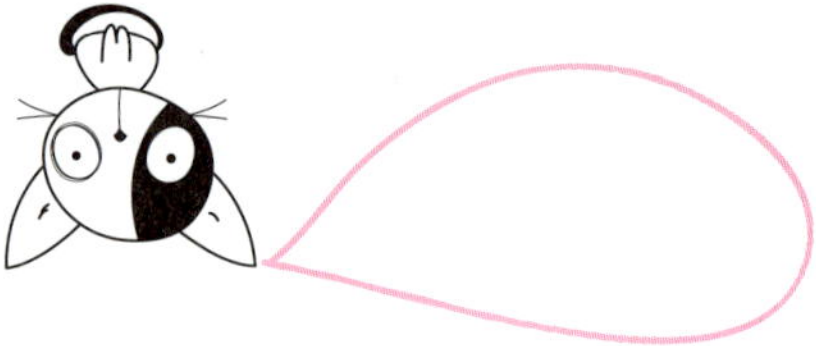

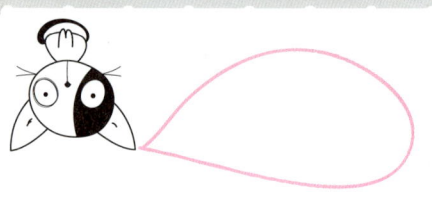

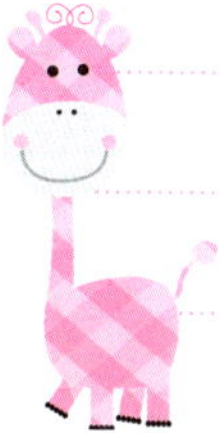

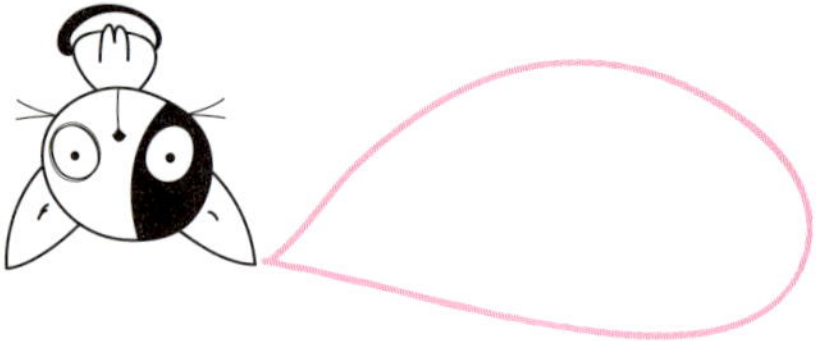

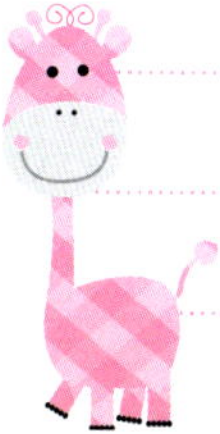

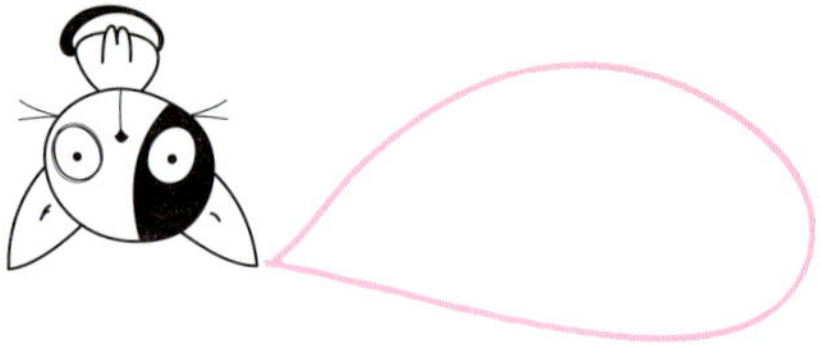

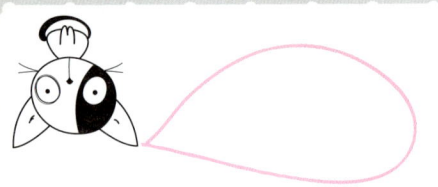

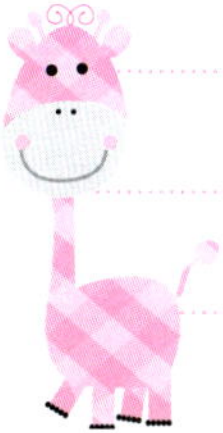

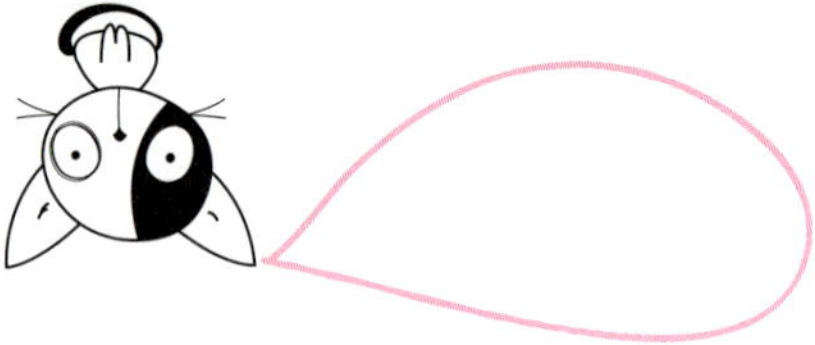

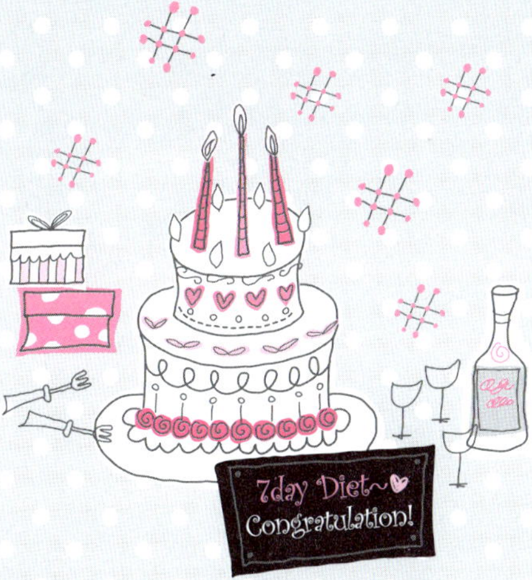

지금까지 잘 먹고, 신나게 운동하고, 활기차게 생활한
당신은 건강한 아름다움을 가질 자격이 충분합니다~~~!

3단계 다이어트 원리
+
1달 운동 프로그램
+
4주 다이어트 레시피

나를 다독이는 자동제어장치 워크북

7일 다이어트 다이어리

지은이 _ 박경호·옥한나

기획 _ 시니어C(green@seniorc.co.kr)

펴낸곳 _ 세상풍경
펴낸이 _ 최형준

등록 _ 2007년 3월 28일 제313-2007-81호
주소 _ 서울 마포구 서교동 481-1번지 신형빌딩 2층
도서 문의 _ 전화 02-322-4491
이메일 seniorc@naver.com
도서 주문 _ 전화 02-322-4410 | 팩스 02-322-4492

ISBN 979-11-85141-01-5 10510 | 값 4,000원

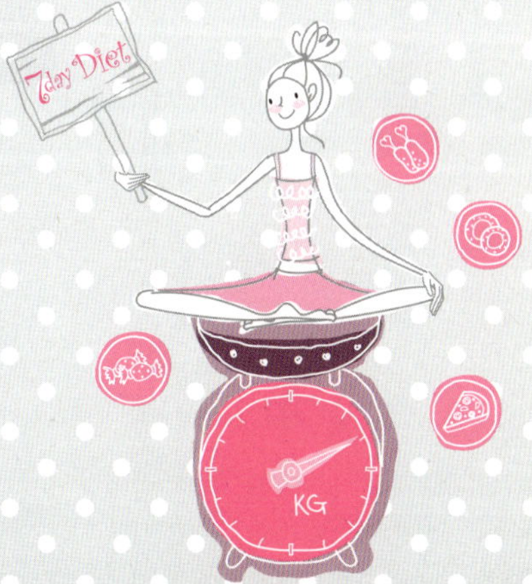